Werner Hofmann

Wie deutsch
ist die deutsche Kunst?

Werner
Hofmann

Wie deutsch ist die deutsche Kunst?

Eine Streitschrift

E. A. Seemann

Abbildung auf dem Schutzumschlag:
Max Ernst, Der Hausengel, Bayerische Staatsgemäldesammlungen München, Neue Pinakothek, Stiftung Wormland
Caspar David Friedrich, Zwei Männer in Betrachtung des Mondes, 1819, Staatliche Kunstsammlungen Dresden, Galerie Neue Meister

Die Deutsche Bibliothek - CIP-Einheitsaufnahme

Hofmann, Werner:
Wie deutsch ist die deutsche Kunst? : eine Streitschrift / Werner Hofmann. - 1. Aufl. - Leipzig : Seemann, 1999
ISBN 3-363-00689-6

1. Auflage

Layout: Dietmar und Christopher Kunz
Umschlaggestaltung: Morian & Bayer-Eynck, Coesfeld
Druck: Westermann Druck Zwickau GmbH
Printed in Germany

Gedruckt auf alterungsbeständigem Papier mit chlorfrei gebleichtem Zellstoff
Die Schreibweise folgt auf Veranlassung des Verlages den Regeln der neuen Rechtschreibung

Inhalt

Literatur- und Quellenangaben befinden sich am Ende eines jeden Kapitels

An die T... und D...

(Den 3. Februar 1814)

Verfluchtes Volk ! kaum bist du frei,
So brichst du dich in dir selbst entzwei.
War nicht der Not, des Glücks genug ?
Deutsch oder teutsch, du wirst nicht klug.

J. W. v. Goethe

Die deutsche Moderne – Fortschritt des Bösen?

Nicht nur Bundesbank und Bundeswehr, nicht nur ein nervöser Innenminister*, der die Grenzen abschotten möchte – auch die deutsche Kunst beschäftigt Freunde, Nachbarn und kritische Beobachter des Landes. Jüngstes Beispiel dieser Wachsamkeit ist ein kenntnisreicher Pamphlet-Essay von Jean Clair mit dem unverfänglichen Titel »La responsabilité de l'artiste«. Im Grunde geht es jedoch nicht um die Verantwortung des Künstlers, sondern um eine Abrechnung. Der Dämon der Modernen Kunst wird angeklagt (und ausgetrieben), und den Deutschen wird nachgewiesen, dass sie diese Moderne zum Zwitter bastardisiert haben.

Die Moderne bekommt ihre Kehrseite und ihre Verfehlungen nachgewiesen. »Das modernistische (!) Epos stellt nicht nur einen geschichtlichen Vorstoß des Geistes in eine strahlende Zukunft dar.« Jean Clair zeichnet das komplementäre Zerrbild dieses Aufbruchs: »Im selben Atemzug begleitete die Modernität den Fortschritt des Bösen«. Dem deutschen Leser ist diese theologische Kategorie spätestens seit Hans Sedlmayrs »Verlust der Mitte« vertraut, wo er entdecken sollte: »Das Höllische ist übermächtig, die Gegenkräfte in einer hilflosen und verzweifelten Verteidigung.«

Zwar zögert der französische Autor, die Moderne mit dem »absolut Bösen«, dem Nationalsozialismus, zu identifizieren, aber letztlich kann er der Versuchung doch nicht widerstehen, zumal ihm ein Apostat vom Range Giorgio de Chiricos diese Gleichung geradezu in den Mund legt. Für de Chirico war München, die Stadt seiner Studienjahre von 1905 bis 1909, im Rückblick der Ursprungsort der beiden Geißeln unserer Zeit, Hitlers und der modernen Malerei. Hier werden Kulissen hin und her geschoben, die sich bald harmlos, bald bedrohlich ausnehmen. Jean Clair macht München zum Hauptort des süddeutschen naturalistisch-bäuerlichen Realismus (Wilhelm Leibl, Hans Thoma), und immerhin lässt er die Räterepublik von 1918 nicht unerwähnt, da deren führende Köpfe den Expressionisten nahe standen. Dafür wird der Blaue Reiter schlicht verschwiegen – jenes Ereignis, in dem die Moderne (nicht nur die deutsche) wenige Jahre vor Ausbruch des 1. Weltkrieges sich demonstrativ zur Internationalität bekannte.

Hatte schon die linke Räterepublik das Böse in sich, das dann von der Rechten ausgetragen wurde? Sind demnach die beiden Ausprägungen des Bösen austauschbar und äquivalent, wie neuerdings von einigen Gegenwartshistorikern behauptet wird, und ist folglich die Moderne – einmal Partnerin der Kommunisten, das andere Mal (kurzfristig) von den Nationalsozialisten angezogen, ein Produkt verfügbarer Zwiegesichtigkeit, ein Gemenge von Mitläufern?

Jean Clair legt diesen Verdacht nahe, wenn er Künstler und Architekten anführt, die unmittelbar nach Hitlers Machtergreifung Kontakte zum neuen Staat suchten. Als Zeugen führt er Oskar Schlemmer an, der enttäuscht gewesen sei, weil

* Geschrieben 1997, bezieht sich diese Anspielung auf den Innenminister der damaligen CDU-FDP-Regierung

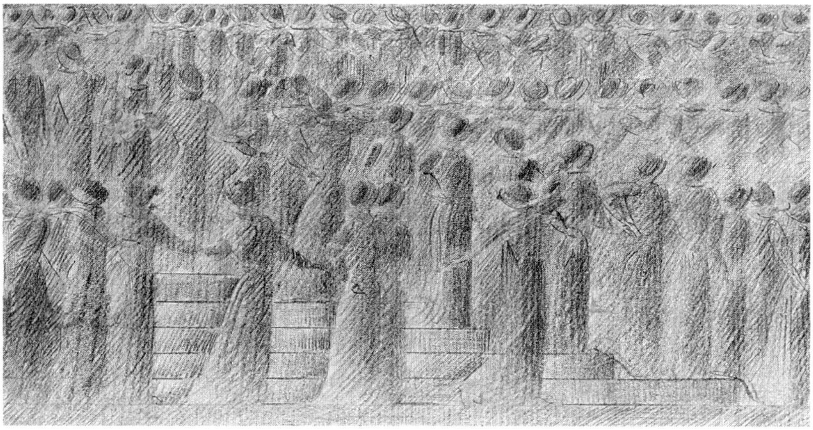

Oskar Schlemmer, Wandbildentwurf für München

man seine Entwürfe für die Ausgestaltung des Kongresssaals im Deutschen Museum in München abgelehnt habe, obwohl er als Einziger eine Leitidee des neuen Regimes, die »Volksgemeinschaft«, behandelt habe. Diese Darstellung verkürzt die Tatsachen und entstellt sie.

Wie viele seiner Zeitgenossen schwankte Schlemmer zwischen Verzweiflung und Hoffnung. Noch im August 1932 setzte er auf revolutionäre Gegenkräfte in der Partei und glaubte, »dass dem nur Reaktionären der Nationalisten fast notwendigerweise ein Revolutionäres-Modernes aus diesem Lager, oder aus bereits dagegenstehenden, dazutreten wird, denn Hitlers vierzehn Millionen sind sicher nicht alle über einen Kamm geschoren.« Er glaubte sogar in der Partei Jugendgruppen auszumachen, »zunächst Minderheiten, in denen die Nuancen bis zu den Kommunisten reichen.« Noch am 22. März 1933 macht er sich Hoffnung in einem Brief an Willi Baumeister: »Es sollen angeblich auch gute Leute bei den Nazis sein, sagte mir Hofer, aber der Ring der kleineren Geister überwiege und lasse nichts durchkommen. Bei uns [in Berlin] ist noch nichts geschehen. Gerüchte nur. Entscheidung könne sich länger noch hinziehen. Es werden schlechte Zeiten kommen. Was soll man tun? Kunst nur noch sonntags in seinen vier Wänden. Einen nützlichen Nebenberuf ergreifen? Welchen?« Wer sich in dieser Situation, ohne Konzessionen einzugehen, an einem öffentlichen Wettbewerb beteiligt, ist kein »Wendehals«. Schlemmers Entwürfe zeigen sein Menschenbild zur kollektiven Eurhythmie gesteigert. Man könnte an ein Bühnenweihspiel in der Art des Parsifal denken. Bietet sich aus heutiger Sicht ein Ausblick auf das später von Leni Riefenstahl in ihren Filmen thematisierte »Ornament der Masse« (Siegfried Kracauer) an, so sollte man auch die Gegenrichtung nicht aus dem Blick verlieren: Fritz Langs »Metropolis« (1926), wo sich übrigens auch Anregungen des Triadischen Balletts finden, an dem Schlemmer von 1919 bis 1924 arbeitete.

Als »Kunstbolschewist« beschimpft, nimmt sich Schlemmer kein Blatt vor den Mund. Am 25. April 1933 richtete er einen Protestbrief an Goebbels, in dem er die geistige Revolution, die sich zwischen 1910 und 1914 in allen »künstlerisch lebendigen Nationen wie Deutschland, Rußland, Frankreich gleichzeitig ...

abspielte« gegen ideologische Denunziationen (»Novembersystem«, »Marxismus«) verteidigte und unzweideutig das Ziel des künstlerischen Wollens aus dem Bereich des Nationalen heraushob: »Es ist immer die Menschheit, die sie [die Künstler] meinen; das Totale, mit dem sie verbunden sein müssen.« Das brachte Schlemmer auch in Widerspruch zu den verzweifelten Versuchen, das »Wesen« der deutschen Kunst mit dem Dionysisch-Irrationalen zu identifizieren. Dafür hatte Alois Schardt, der kommissarische Direktor der Nationalgalerie am 11. Juli 1933 in einem Vortrag geworben, der frenetischen Studentenbeifall auslöste. Am 26. Juli 1933 gab Schlemmer in einem Brief an Schardt zu bedenken: »Kann es nicht auch ein Verdienst sein und ein echtes Bestreben, das Ekstatisch-Faustische zu überwinden statt es zu suchen? – Ich habe es mir immer zum Ziel gesetzt, das Überschwängliche, Dionysische zu läutern und zu formen, um das Apollinische zu erreichen.«

Indes, die Beschwörung der germanischen Tradition hatte keine künstlerischen Ergebnisse gezeitigt. Diese negative Bilanz präsentierte Schlemmer am 22. Oktober in einem Brief an Gottfried Benn als Antwort auf dessen Schrift »Der neue Staat und die Intellektuellen«: »Nennen Sie mir aber einen nationalsozialistischen Künstler von einprägsamem Wert! Ich sehe blindwütige Verfolgung, Bilderstürme und Schreckenskammern, aber, bis heute! – nichts, was an deren Stelle treten könnte, und sei es auch nur in primitiven Anfängen.« Gleichzeitig durchschaute Schlemmer die Versuche der National-Sozialisten, eine bestimmte Tradition zu vereinnahmen, etwa indem sie den »verehrungswürdigen Caspar David Friedrich« den Vertretern »jener biedermeiernden ›Neuen Sachlichkeit‹« überließen, damit sie aus ihm an den Akademien einen dünnen »Aufguß« servierten.

Es ist nicht zu verkennen, dass Schlemmer eine Mehrfrontenstrategie betrieb. Wenn er sich bei seiner Positionsbestimmung auf das Thema »Volksgemeinschaft« bezieht, bedient er sich keiner Schutzformel. Wir müssen bedenken, dass dieses Wort damals noch nicht mit dem Makel behaftet war, den ihm die Goebbels-Propaganda zufügte. Für Gottfried Benn stand fest: »Die Volksgemeinschaft in Deutschland ist kein leerer Wahn ...« Wie das »Volkstum«, auf dessen Seite sich Heinrich Heine gegen die Aristokratie stellte, gehört die Volksgemeinschaft zu den Begriffen, die im Sprachgebrauch der Partei in dem Maße verfielen, in dem sie die Diskrepanz zwischen Anspruch und Wirklichkeit sichtbar machten. Thomas Mann nannte diesen Prozess die »Verhunzung großer und ehrwürdiger europäischer Intuitionen« (1935 in dem Appell »Achtung, Europa!«)

Mag er Schlemmer falsch beurteilt haben (indem er ihn mit dem sowjetischen Maler Alexander Deineka verglich) – letztlich geht es Jean Clair darum, eine insgeheime Affinität zwischen der Moderne und der NS-Ideologie nachzuweisen. Er verfährt dabei noch einseitiger als Alois Schardt in seiner Apologie des Rauschhaften und Irrationalen, d. h. er beschränkt die formale Eigenart der deutschen Moderne auf ein einziges Indiz, das er zu einer Art »Generalbaß« erhebt. Dem französischen Leser wird das »Logo« des Hitler-Staates – den Eugen Kogon schon 1947 als SS-Staat bezeichnete – vorgestellt: die im Zickzack verlaufende »Siegrune«, aus deren Verdoppelung das Emblem der Schutzstaffeln (SS) hervorging. Die Beweisführung lautet kurz und bündig: »Die SS-Rune ging in der Tat direkt aus dem formalen Feld des Expressionismus hervor.« Sie war also dessen Beitrag zur neuen deutschen Kunst des Hitlerstaates.*

Einspruch. Zweierlei gilt es zu widerlegen: einmal die These von einer rassisch-ethnischen Konstante, von einer prägenden »Erbmasse« (Gottfried Benn benutzte damals diesen Begriff), woraus sich zwangsläufig die Komplizenschaft der Künstler mit der Macht des Bösen ergibt; und zum andern das spezifisch Deutsche dieser Formensprache. Wir haben es hier sowohl mit Vorurteilen wie mit stolzen, exklusiven Eigentumsansprüchen zu tun. Die Vorurteile und Vorbehalte finden wir dort, wo man etwa die französische oder die italienische Kunst die Maßstäbe setzen lässt und alle Abweichungen negativ beurteilt werden; die Eigentumsansprüche dort, wo man sich mit den Abweichungen brüstet, weil man anders als die andern sein möchte. (Dazu Schlemmer: »Warum muß der Deutsche sein Nationales so dick unterstreichen, wodurch es verkrampft herauskommt ...«, am 7. Mai 1933 an Otto Meyer-Amden) Goethes Hymnus auf das Straßburger Münster ist die Grundsatzerklärung dieses Selbstbewusstseins, das über die »Geschmäckler« spottet und auf trotziger Absonderung beruht.

Jean Clair hat Verbündete, von denen er wahrscheinlich nichts weiß. Eine 1943 (!) in 3. Auflage erschienene »Geschichte der deutschen Malerei« von Otto Fischer enthält eine Charakterisierung des »Zackenstils« des 13. Jahrhunderts, die sich wie eine Morphologie der Dresdener »Brücke« liest – Künstler, über die der Autor sich freilich ausschweigen musste: Sein Geschichtsbericht endet mit dem markigen Schweizer Hodler, dessen »Auszug der Lützower« von den über die Druckgenehmigung bzw. Papierzuweisung entscheidenden Instanzen sicher als gemalter Durchhalteappell verstanden wurde. Fischer will in seiner Analyse des zackbrüchigen Stils nachweisen, »daß es hier nicht um einen sinnlosen Archaismus oder um eine willkürliche Manier, sondern einen ganz bestimmten künstlerischen Willen sich handelt ...« Gerühmt werden die grandiose Bewegung und der gewaltige Ausdruck, »mit einer maßlosen (!) Fülle des gezackten Gefälts überkleidet ...«, »das hier nicht bloß die Macht der Erscheinung steigert, sondern durch die gegensätzliche Kraft der zuckenden Linienströme, weit über das Gegenständliche hinaus, wie eine ungeheure Explosion stürmischer Spannungskräfte sich entlädt.« Fischer sieht in diesem »überschießenden Gezack« – wen wundert's – die Wiederkehr des »nordisch maßlosen Bewegungsdrang(es)«. Nun ist alles an geballter Wucht beisammen, was der Welt als deutsch gelten soll: Unruhe, explosive Kräfte, Maßlosigkeit, stürmischer Bewegungsdrang.

Heute geht die Forschung gelassener an den »Zackenstil« heran. Für den Schweden Nordenfalk bedeutet der »scharfbrüchige Stil ... genetisch eine Ver-

* Jean Clair übersieht, dass es den Nationalsozialisten nicht darum gegangen war, die SS-Rune zur Chiffre ihrer Kulturideologie zu machen. Im Gegenteil: Zackbrüchige Buchstaben wurden im Schriftbild von Propagandabroschüren zur Denunziation verwendet. (So auf dem Umschlag eines Pamphlets von Adolf Dresler, Deutsche Kunst und entartete Kunst, München o. J., um 1938). Sie sollten das unbeholfenen Gestammel und die Verzerrung der »Entarteten Kunst« belegen – im Gegensatz zur »Deutschen Kunst«, deren Klassizität die lateinische Antiqua vorbehalten war.

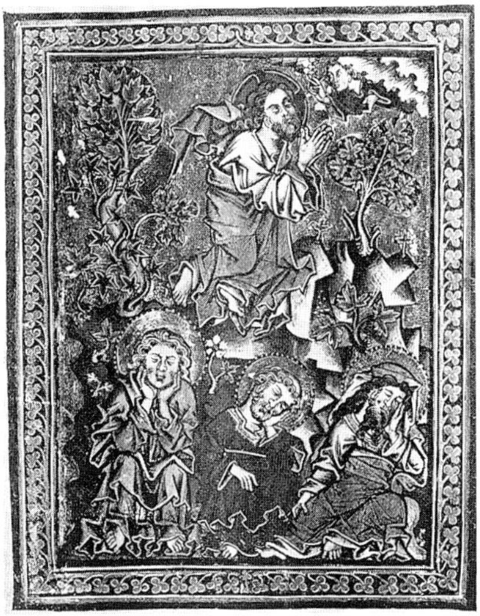

Gebet am Ölberg, Psalter von Bonmont

schmelzung des neuen frühgotischen Gewandsystemes mit dem byzantinischen Formschema für Faltenbildung.« Daraus ergeben sich Diskrepanzen: »Unfähig oder unwillig, die Losmachung der Gewandhülle von der Körpermasse als Selbstzweck anzunehmen, macht sich die deutsche Malerei diese als Mittel zur Steigerung des Dynamischen und Expressiven zunutze.«
Zwei Formanalysen stehen einander gegenüber. Die eine setzt auf einen Formwillen, der sich auf Kräfte, Dränge und Zwänge beruft, die andere sieht ein oder mehrere Formschemata zu Wort kommen, wobei sowohl der Gewinn dieses Verfahrens wie auch seine Vorbedingungen offen bleiben: Sind die Maler unfähig oder unwillig, anders vorzugehen?
Den ideologischen Hintergrund dieses Methodenstreites benannte Gottfried Benn in seiner sarkastischen Antwort an Klaus Mann, der ihn bewundert hatte und ihm nun, aus der Emigration, seinen Übertritt zu den Nationalsozialisten vorwarf: »Wie stellen Sie sich zum Beispiel das zwölfte Jahrhundert vor, den Übergang vom romanischen zum gotischen Gefühl (!), meinen Sie, man hätte sich das besprochen? Meinen Sie, im Norden des Landes, aus dessen Süden Sie mir jetzt schreiben [K. M. hielt sich damals in Sanary sur Mer auf], hätte sich jemand einen neuen Baustil erdacht? Man hätte abgestimmt: Rundbogen oder Spitzbogen, man hätte debattiert über die Apsiden: rund oder polygon?« Gottfried Benns plumpe Ironie verlagert das Kunstgeschehen in parlamentarische Abstimmungsdebatten. Für ihn ist es mit diesem Palaver in Deutschland zu Ende, woraus sich der Gleichklang von Kunst und Politik erschließen lässt. Geschichte steht über beiden, und diese Geschichte vollzieht sich »als das elementare, das stoßartige, das unausweichliche Phänomen.«
Auf solchen Überzeugungen beruht die Analyse von Otto Fischer. Demnach sind die Forminhalte eines Kunstwerks Ausfluss einer überpersönlichen Disposition, die dem Künstler keine andere Wahl lässt. Er wird von »innerer Notwendigkeit« geleitet, wenn nicht getrieben. Dem steht die Hypothese gegenüber, formale Aussagen beruhten auf Wahlentscheidungen, wären also korrigierbar und somit widerrufbar. Für diesen Ansatz erbringe ich im Folgenden eine Reihe von Belegen. Sie sollen die Beschwörungen irrationaler Unausweichlichkeiten widerlegen.
Es steht außer Zweifel, dass die Wahlmöglichkeiten von verschiedenen Geschichtsfaktoren abhängig sind. Je größer der formale Wissenshorizont, desto schwieriger ist es, sich auf einen bestimmten Modus festzulegen. Am 3. Mai 1929 schrieb Ernst Ludwig Kirchner einen Brief an Fritz Winter, in dem er seine Einseitigkeit im Empfinden von Linien einräumt und schematisch veranschaulicht. Haken, Winkel, ein X oder durchgestrichene horizontale Zickzacklinien liebt er, eine Welle mit einem senkrechten Strich geht noch an (Konflikt!), aber Wellenlinien, Kurven und S-förmige Verschlingungen erwecken in ihm »fast nur

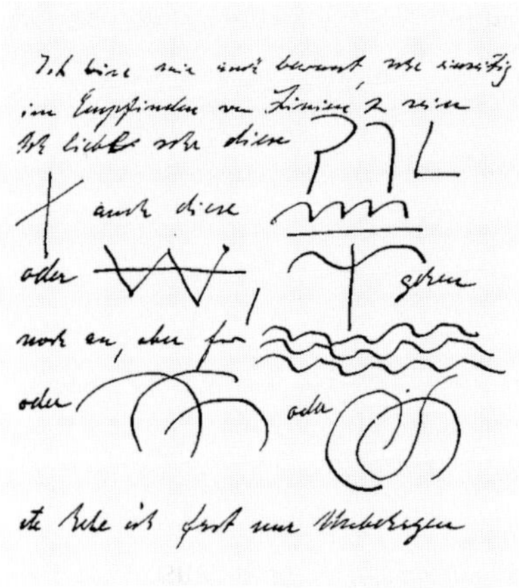

Brief E. L. Kirchners an Fritz Winter

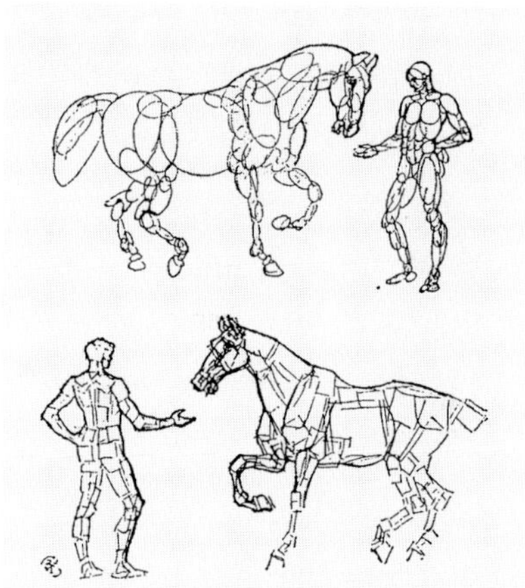

Walter Crane, Mann und Pferd

Unbehagen«. Das Unbehagen hat persönliche Gründe, es richtet sich gegen sein eigenes Frühwerk, den Zyklus »Mann und Weib« (1905), in dem er mit kurvilinearen Kürzeln und anderen, vornehmlich symmetrisch abstrakten Chiffren arbeitete. Der Jugendstil war ja keineswegs auf fließende Linien festgelegt, zu seinem Repertoire gehörten auch geometrische Grundformen wie das Quadrat und das Vieleck. Walter Crane, als Buchillustrator dem Art nouveau zugehörig, brachte 1900 in seinem Buch »Line and Form« diese Bipolarität der Sprachübereinkünfte in ein System, auf die ovale und die rechteckige Methode. Er warnte vor der zerstörenden Wirkung scharfer, gewalttätiger Kontraste. Crane gibt keiner der beiden Methoden den Vorzug, und er ist überzeugt: »Wir sind imstande, uns jeder Methode anzupassen«, denn jede ist eine willkürliche Abstraktion der Wahrnehmungswelt, ein künstliches Alphabet.
Als Villard de Honnecourt um 1235 ein Glücksrad mit einer zentralen Sitzfigur und sechs sie umkreisenden »Hampelmännern« zeichnete, wählte er für Kopf und Körper das Schema gestürzter gleichseitiger Dreiecke; ähnlich waren die Gliedmaßen geformt. Er hätte sich ebenso gut für eine »ovale Methode« entscheiden können. Die Möglichkeit des Wählens ist sonach kein Privileg, das erst die Moderne dem Künstler einräumt. Aus der vermutlich unreflektierten mittelalterlichen Praxis gingen die methodischen Bestandsaufnahmen der Renaissance hervor. Doch der vorgeblich objektive Anspruch kann den subjektiven Wahlakt nicht verbergen. Leon Battista Alberti meint zwar, der Maler müsse jedem Geschöpf seine angemessene Form geben – die Jünglinge seien leicht und gefällig, die Greise mögen Müdigkeit zeigen –, aber seine formalen Anweisungen beschränken sich auf Variationen über die Schlangenlinie. Ob es sich um Lebewesen oder um tote Dinge handelt: allem unterlegt er einen den Flammen ähnlichen (simile alle fiamme) Linienduktus. In den Musterbüchern des 16. Jahrhunderts überwiegt dann der Typus des Würfelmenschen – er evoziert mehr das körperliche Volumen als die kalligrafische Flammenlinie –, und erst im 18. Jahrhundert ernennt William Hogarth die S-förmige Schönheitslinie zum Generalbass der gesamten Erscheinungswelt. Burke stimmt Hogarth zu, auch für ihn äußert sich das Schöne in weichen und mühelosen Übergängen,

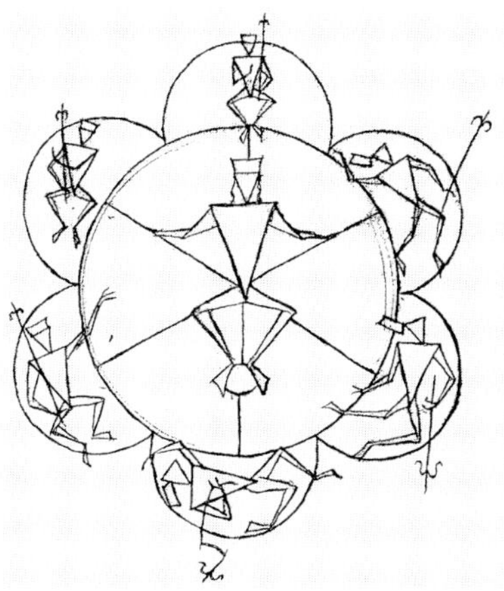

Villard de Honnecourt,
Glücksrad

aber er schränkt seinen Gültigkeitsbereich ein, indem er das Erhabene als neue Größe ausruft: es teilt sich in »plötzlichen und rechtwinkligen Brüchen« mit. In »Auch eine Philosophie der Geschichte zur Bildung der Menschheit« (1774) versucht Herder, aus diesen Modi einen historischen Verschmelzungsprozess abzuleiten. Die »Mischung phönizischer und ägyptischer Denkart, deren eine der anderen ihr Nationelles und ihren eckigen (!) Eigensinn benahm, formte den griechischen Kopf zum Ideal, zur Freiheit.«

Befreiung von Zwängen und Konventionen lautete einer der Erneuerungsimpulse des 18. Jahrhunderts, aus denen sich, wenn man will, nationale Mängel oder Vorzüge herauspräparieren lassen. In seinen Physiognomischen Fragmenten (1775) unterscheidet der Schweizer Lavater drei Menschenklassen, für die er Symbole erfindet:

locker – eine senkrechte Wellenlinie
steif – eine Senkrechte
Freiheit und Richtigkeit

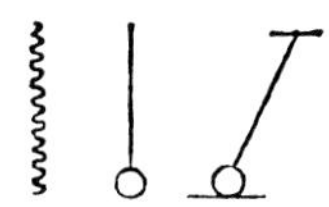

Dazu der Kommentar: »Wie mit den Linien, so mit den Menschen, so mit jedem einzelnen Theile des Menschen.«

Auch Goethe scheute nicht das theoretische Klassizifieren, was ihn in das Vorfeld nationaler Ausdrucksbezirke geraten ließ. In dem Brieftraktat »Der Sammler und die Seinigen« (1799) verteilt er die künstlerischen Sprachmöglichkeiten auf nicht weniger als sechs Rubriken, an denen er die einseitige Festlegung bemängelt. Erst die Überwindung dieser Beschränkung auf je einen Modus bringe den »wahren Künstler« hervor. Eine der sechs Sparten ist den Undulisten vorbehalten, »die das Weichere und Gefällige ohne Charakter und Bedeutung lieben, wodurch denn zuletzt höchstens eine gleichgültige Anmut entsteht.« Darin ist die Geringschätzung zu spüren, mit der Burke das Schöne bedachte. Das Symbol dieser »Schlängler« – Goethes Wortwahl ist entlarvend – ist die Schlangenlinie. Im Gegensatz zu ihnen stehen die »Charakteristiker«, auch »Winkler« und »Steife« genannt. Wie Goethe sie beschreibt, zeigt er sich noch im Bann der Formensprache des »männlichen« Dürer, dessen »holzgeschnitzteste Gestalt« er den Werken der geschminkten Puppenmaler vorzog. Aus den sechs Positionen stellt Goethe – man denkt an die »Wahlverwandtschaften« – dreimal zwei Paare zusammen. So sollen sich die Undulisten mit den Charakteristikern verbinden.

Während die Theoretiker nach idealtypischen Ausprägungen und Kombinationen fahnden, suchen die Praktiker unterschiedliche Positionen aus dem empirischen Material zu gewinnen. Sie nehmen sich dabei bereits der ersten Fingerübungen ihrer Schüler an. Gottfried Keller erzählt im Grünen Heinrich (2. Bd, 1. K.), wie der Oheim des Erzählers an seinen »verehrten Meister Zink, oder wie er ihn nannte«, erinnerte, der ihm 1780 in Dresden das Geheimnis seiner Zeichenmethode beigebracht habe. »Es gibt, pflegte er zu sagen, zwei Klassen von

Bäumen, in welche alle zerfallen, in die mit runden und die mit gezackten Blättern. Daher gibt es zwei Manieren: die gezackete Eichenmanier und die gerundete Lindenmanier«. Aus wahrnehmungspsychologischer Sicht resümierte Jean Paul in seiner »Vorschule der Ästhetik« die Diskussion der letzten Jahrhunderte: »Die gerade Linie, den Bogen und die Wellen-Linie halten wir leichter und fester vor das Auge, weil ihr Fortwachsen ihrer ähnlichen Teile sie nicht ändert; hingegen jede Winkel-Figur muß vor dem ersten Blicke entspringen, und die wird schon vom zweiten zerstückt.«

Diese akademische Diskussion fragt nicht nach nationalen Formeigentümlichkeiten, ihre Argumente sind das Gemeingut der europäischen Kunstdiskussion. Es genügt, einen Blick in die französischen Zeichenlehrbücher zu werfen, deren Anfangsübungen mit dem elementaren Vokabular von Geraden und Kurven arbeiten. Die Bedeutungsakzente der verschiedenen Zeichen erläutert der Architekt Boullée in seinem Traktat. Die »weichen und schmiegsamen Umrisse« empfiehlt er für das Thema »Sommer«, die kantigen und harten hingegen für den Winter – »die kalte Erde bietet uns den Anblick einer einzigen, großen Grabstätte.« Dieses Wort ruft eine Winterlandschaft von Caspar David Friedrich vor Augen. Womit vorwegnehmend angedeutet ist, dass der so deutsche Friedrich in eine europäische Stimmungslage eingebettet war.

Solange die Maler illusionistische Ziele zu bewältigen hatten, mussten sie die Haken, Kurven und Wellenlinien mit den Tatsachen vereinbaren: sie wurden eingelagert in die vielformige Erscheinungswelt. Erst an der Wende vom 19. zum 20. Jahrhundert, als sich die Forminhalte von den Sachinhalten verselbstständigten und Eigenwert beanspruchten (weshalb sie mit Hieroglyphen verglichen wurden), tritt ihr runder oder kantiger Duktus unverstellt hervor. Matisse und Picasso seien als Beispiele angeführt.

Wie Goethe und Walter Crane sprach sich Matisse für den Dialog zwischen Geraden und Kurven aus. 1908 sagte er zu seinen Studenten: »Erinnert euch, daß der Charakter der gekrümmten Linie leichter faßbar wird, wenn man sie, wie so oft, mit einer Geraden kontrastiert. Dasselbe gilt von der geraden Linie. Wenn man alle Formen rund sieht, verlieren sie jeden Charakter.« Wie Kirchner in seinem Brief an Winter sich von seiner Jugendstil-Geläufigkeit distanziert, äußert sich in Matisse selbstkritisches Bewusstsein, das die sanfte, gleitende Linie der »Lebensfreude« (1905/06) – hier herrscht der Sommer, von dem Boullée spricht – durch energisch gestraffte Umrisse dialektisch bereichern möchte. Von diesem Entschluss des Malers – einem Wahlakt – wird wenige Jahre später das Rote Atelier (1911) geprägt. Darin meldet sich das Verlangen nach mehrstimmiger Schönheit und Harmonie zu Wort. Zugleich gibt Matisse eine Antwort auf die spröden »Kubisten«, die zur selben Zeit Menschen und Objekte in splittrige, »zackbrüchige« Flächen und Facetten zerlegten.

Das begann mit Picassos »Demoiselles d'Avignon« (1907), in deren Raum-Körper-Beziehungen sich mehr als zwei Dutzend spitzwinkelige Umrisse ausfindig machen lassen. Diesem scharfkantigen Duktus sind sogar – bis auf eine

Ausnahme – die Brüste der Frauen unterworfen: die Rundung wird ihnen genommen. Die zackbrüchige Syntax ist das Ergebnis eines Wahlaktes, der sich zwischen zwei Vorstudien (Basel und Philadelphia) zutrug: die eine enthält nur Kurven, die den Körpern gespannte Rundungen geben, die andere erprobt bereits die andere Klaviatur, den spitzen Winkel und seine Variationen. Dafür wird Picasso sich letzlich entscheiden.

Als Soldat, der im Krieg die alles zersplitternden (zackbrüchigen) Energien aus nächster Nähe kennen lernte, hielt Max Beckmann an der Gegenchiffre, der »Rundheit«, fest. Am 16. März 1915 schrieb er in einem Brief: »Ich hoffe, allmählich immer einfacher zu werden, immer konzentrierter im Ausdruck, aber niemals, das weiß ich, werde ich das Volle, das Runde, das lebendig Pulsierende aufgeben, im Gegenteil, ich möchte es immer mehr steigern – das weißt Du, was ich mit gesteigerter Rundheit meine: keine Arabesken, keine Kalligraphie, sondern Fülle und Plastik«.

An solchen Entschlüssen mögen verschiedene Erwägungen mitgewirkt haben: Ateliergespräche, Theoriedebatten und auch Blicke in Kunstzeitschriften und Besuche von Ausstellungen und Galerien. Sicher wurde nicht »abgestimmt« im Sinne Benns, aber auch die Geschichte als irrationale Schubkraft trat nicht in Aktion. Es war im Grunde wie damals, als Abt Suger die konstruktiven Grundlagen der Gotik ermittelte: Verstand und Intuition kamen zum Zug.

Es fällt schwer, aus diesen vielschichtigen Formprozessen auf das Niveau der gestanzten SS-Rune zurückzukehren. Eher können wir Jean Clair folgen, wenn er seine »Hieroglyphe« in die Glasarchitektur von Bruno Taut, in die kristallinen Visionen von Hans Scharoun und Scheerbart verfolgt und auch die Dekorationen von Robert Wienes »Cabinet des Dr. Caligari« (1923) erwähnt. Sie stammten von Malern aus dem Kreis von Herwarth Waldens »Sturm«. Allerdings standen die Architekturutopisten weder unter den Obsessionen eines Fiebertraums, noch waren sie einseitig auf den spitzen Winkel fixiert. Hermann Finsterlin zog die organisch quellenden Formen von »Riesenmutterleiben« vor und siedelte seine Entwürfe auf dem »Mittelüberweg« zwischen dem Kristall und dem Amorphen an.

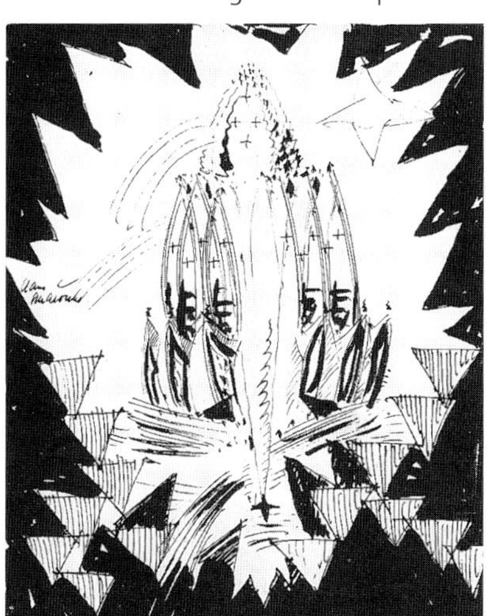

Hans Scharoun, Volkshausgedanke

Das geschah in den frühen 20er Jahren, als die Moderne noch nicht von dem »Sündenfall« befleckt war, der sie 1933 ereilte. Noch 1932 entwarf John Heartfield eine Spendenmarke für einen Anti-Kriegskongress, auf der ein roter Blitz einen Stahlhelm durchsticht – trüge dieser nicht ein Hakenkreuz, müsste man Vermutungen über die ideologische Stoßrichtung anstellen. Missbilligend erinnert uns Jean Clair daran, dass Walter Gropius und Mies van der Rohe sich damals noch am Wettbewerb für ein neues Gebäude der Reichsbank beteiligten, ohne freilich zu erwähnen, dass beide keine formalen Konzessionen machten. Erstaunt und bedauernd hätten sie erkennen müssen, dass sie beim Regime nicht ankamen, worauf sie Deutschland verließen: Gropius 1934, Mies van der Rohe 1938. Jetzt trifft sie der Schuldspruch: »Nach dem Krieg, als es nicht mehr möglich war, die Bewegung der modernen Architektur in Frage zu stellen, gab man den Avantgarden die ideologische Reinheit zurück, die sie eingebüßt hatten ...« Nun wirft der strenge Richter alle in einen Topf, die mit den Nationalsozialisten kollaboriert haben: Messerschmitt, Heisenberg, von Braun, Porsche, Krupp, Thyssen, Siemens ... Angeführt wird diese Liste von Behrens, Gropius und Mies van der Rohe. Danach dehnt Jean Clair die Komplizenschaft auf die Nachkriegssituation aus und unterstellt ihr eine deutsch-amerikanische Wiedergutmachungs-Strategie. Er vergleicht die Rehabilitierung von Nolde und Kirchner, Schlemmer und Kandinsky, Gropius und Mies van der Rohe mit dem Entschluss der Amerikaner, Oberth und von Braun wieder zurückzuholen (recuperer). Was diese Maßnahmen bewirken sollen, steht außer Zweifel: Mit ihrer Hilfe kann der Wettlauf um die Moderne und um die Eroberung des Weltraums wieder aufgenommen werden.

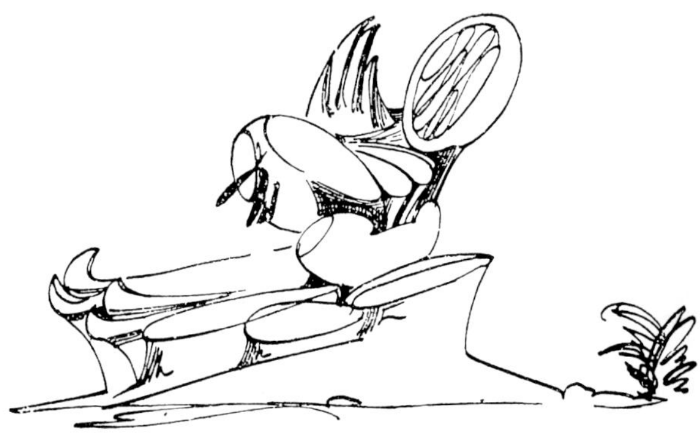

Hermann Finsterlin, Haus

In Berlin nimmt derzeit die SS-Rune architektonische Gestalt an – wenn es erlaubt ist, Jean Clairs Schlüsselmetapher über das deutsch-amerikanische Komplott hinaus in die Gegenwart zu verlängern*. Sie liefert den »Generalbaß« für das Jüdische Museum von Daniel Libeskind und prägt auch dessen Entwurf für das Holocaust-Mahnmal. Kurt W. Forster hat die Zickzack-Metapher von sowjetischen Architekten (Tschernischow, Melnikow) abgeleitet und auch Arbeiten von Klee und Kandinsky aus der Bauhauszeit herangezogen. Er hätte sich auch auf das Denkmal der März-Gefallenen berufen können, das Gropius 1922 für Weimar schuf und das von den Nationalsozialisten zerstört wurde. Der spitzwinklige Aufbau dieses demokratischen Mahnmals, das an die im Kapp-Putsch Gefallenen erinnerte, wurde vielleicht von Friedrichs »Eismeer« angeregt, das damals noch den schicksalsträchtigen Titel »Die gescheiterte ›Hoffnung‹« trug.
Friedrichs berühmtes Gemälde fand unterschiedliche Deutungen. Helmut Börsch-Supan sieht in der kalten Trümmerwelt eine Hoffnung aufleuchten. Demnach drücken die zum Himmel strebenden Formen die Göttlichkeit der Natur aus; das ewige Eis bedeutet die Ewigkeit Gottes. Georg Schmidt stellte

* Da er meine Überlegungen als schockierend und empörend (outrageous) empfindet, so in einem am 5. Januar 1999 geführten Telefongespräch, sieht Daniel Libeskind sich nicht in der Lage, dem Verlag die Reproduktion des Berliner Museumsgrundrisses zu erlauben. Ich bedauere das und verweise auf das in den Anmerkungen erwähnte Buch des Architekten.

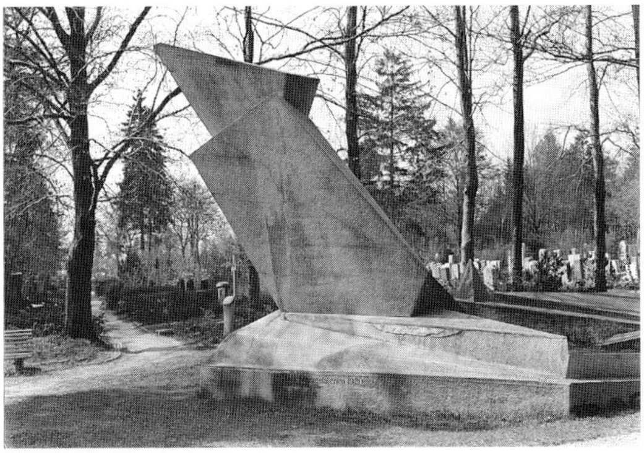

Walter Gropius, Denkmal der Märzgefallenen

das Bild in einen diesseitigen Bezugsrahmen. Er sah darin den verschlüsselten Protest eines liberalen Demokraten gegen die Maulkorbpolitik der Metternich-Ära, der die nationalen und demokratischen Errungenschaften wieder zum Opfer fielen. So greifen verschiedene Bedeutungsebenen ineinander und wir erkennen, dass Zeichen mehrsinnig sind.

Was sagt Libeskind selbst zur »Zickzackform des Gebäudes«? Ohne seine Wahl rational zu begründen, stellt er eine Maxime auf, die vielleicht ein Bekenntnis zum unergründlichen Ausdruckpathos der Zickzack-Chiffre enthält: »Ich glaube, daß die besten Arbeiten des zeitgenössischen Geistes aus dem Irrationalen entspringen, während die Mächte dieser Welt, die herrschen und oft auch töten, dies immer im Namen der Vernunft tun.« Seinen Museumsbau sieht Libeskind als den Versuch, »denen Stimme zu leihen, die ein gemeinsames Schicksal verbindet: den Juden und Nichtjuden, Berlinern und Nicht-Berlinern, denen, die im Ausland leben, und denen, die daheim geblieben sind, denen im Exil und denen in der Wildnis, den Ordentlichen und Unordentlichen, den Auserwählten und Verstoßenen, den Stimmgewaltigen und den Stillen im Lande.« Das ist ein umfassender Brückenschlag.

Libeskinds übergreifende Symbolik könnte einen frivolen Kopf auf die Idee bringen, an ihr Warburgs »Bedeutungsinversion«, das Umschlagen einer Bedeutung in ihr Gegenteil, zu erproben. Das hieße, dass die Embleme der Henker die Gedenkstätten ihrer Opfer unterwandern. Oder umgekehrt: ein jüdischer

Caspar David Friedrich, Das Eismeer

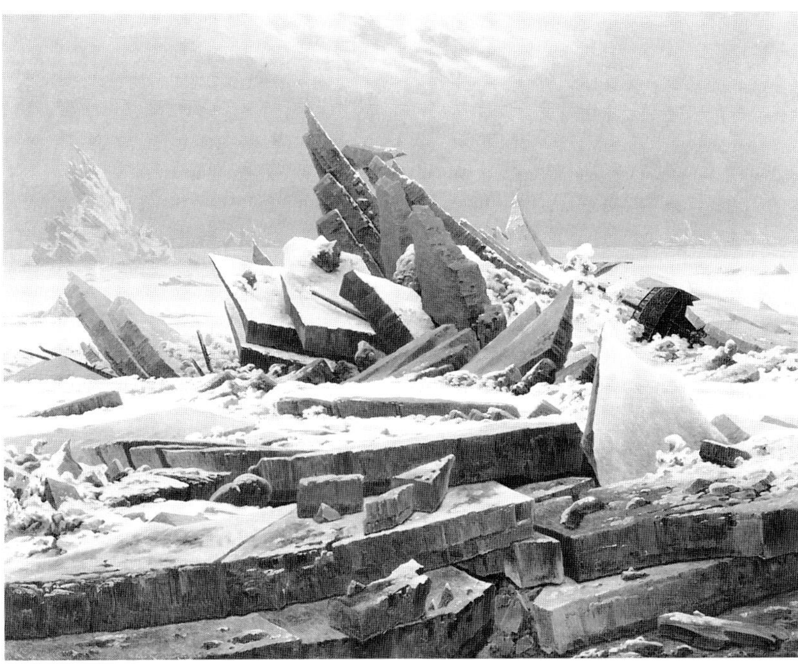

Architekt entmachtet, d. h. exorzisiert das ideologische Schreckzeichen des Völkermordes.
Der Verfasser eines geistreichen Kommentars ging unlängst so weit, in der »Zickzackform« des Museums die von einer Entgleisung ineinander geschobenen Waggons eines Eisenbahnzuges zu erkennen und daraus auf eine konkrete Bedeutungsebene zu schließen, die Verschickungszüge, die von der deutschen Reichsbahn nach Auschwitz dirigiert wurden.

Was solche Deutungsvorschläge erhellen, ist ein so zu umschreibender Sachverhalt: 1. Zeichen (Forminhalte) sind im Prinzip verfügbar; was sie aussagen, hängt von ihrem Bezugsfeld (Kontext) ab. 2. Zeichen gehören nicht zum unveräußerlichen Besitz einer ethnischen Gruppe, einer Nation, Rasse oder Religion. 3. Die Handhabung der Zeichen lässt verschiedene Dosierungen zu, d. h. ein Zeichen kann singulär (dominant), in Kontrastspannung und in dialogisierender Annäherung mit anderen verwendet werden. Die folgenden Kapitel sollen die Tragfähigkeit dieser Aussagen erweisen.

Literatur- und Quellenangaben zu den Zitaten

Alberti: Leone Battista Alberti, Kleinere kunsttheoretische Schriften (Quellenschriften für Kunstgeschichte, XI, Wien 1873)
Beckmann: Max Beckmann, Briefe im Kriege, München 1955, S. 23
Benn: Gottfried Benn: Antwort an die literarischen Emigranten, in: Gottfried Benn, Autobiographische und vermischte Schriften, hrsg. v. Dieter Wellershoff, Wiesbaden 1961, S. 241
Boullée: Etienne-Louis Boullée, Architektur. Abhandlung über die Kunst, hrsg. von Beat Wyss, Zürich-München 1987
Clair: Jean Clair, La Responsabilité de l'Artiste. Les Avant-gardes entre Terreur et Raison, Paris 1997. Jetzt deutsch unter dem Titel: Die Verantwortung des Künstlers. Avantgarde zwischen Terror und Vernunft, Köln 1998
Heine *Volkstum:* »... die siegende Aristokratie steht triumphierend an dem Sarge des Sarge des Volkstums«. Heinrich Heine, Gemäldeausstellung in Paris, 1831
Honnecourt: Villard de Honnecourt, Kritische Gesamtausgabe des Bauhüttenbuchs, besorgt von Hans R. Hahnloser, 1935, Neuausgabe Graz 1972
Kirchner: Eberhard Roters, E. L. Kirchners Begriff der »Hieroglyphe« und die Bedeutung des graphischen Details, in: Festschrift für E. Redslob, Berlin 1955
Libeskind: Daniel Libeskind, Erweiterung des Berlin Museums mit Abteilung Jüdisches Museum, Berlin 1992
Matisse: Henri Matisse, Farbe und Gleichnis. Gesammelte Schriften, Zürich 1955
Nordenfalk: Zit. nach Otto von Simson, Das Mittelalter (II), (= Propyläen Kunstgeschichte, Neuausgabe Berlin 1990)
Schlemmer: Oskar Schlemmer, Briefe und Tagebücher, München 1958; Karin von Maur, Oskar Schlemmer, Monographie und Œuvrekatalog, München 1979
Sedlmayr: Hans Sedlmayr, Verlust der Mitte, Salzburg 1948
Taut, Scharoun, Finsterlin: Bruno Taut, Frühlicht 1920–1922 (=Bauwelt Fundamente, 8, hrsg. von Ulrich Conrads, Frankfurt/Main-Wien 1963)
Warburg *Bedeutungsinversion:* Ernst H. Gombrich, Aby Warburg. Eine intellektuelle Biographie, Frankfurt/Main 1981

geistreicher Kommentar: Henning Ritter, Die erleuchtete Katastrophe, Frankfurter Allgemeine Zeitung, 27. 8. 1997, S. 29
Gotik/Abt Suger: Erwin Panofsky, Gotische Architektur und Scholastik (1951), Köln 1989
Musterbücher: Ilsebill Barta Fliedl u. Christoph Geissmar (Hrsg.), Die Beredsamkeit des Leibes. Zur Körpersprache in der Kunst, Salzburg-Wien 1992

Das »Doppelleben« der Kunst

Wenn Zeichen mehrsinnig und kontextabhängig sind, können sie für verschiedene Bezugssysteme verwendet, folglich auch vereinnahmt und missbraucht werden. C. D. Friedrichs später Nachruhm macht das deutlich. Er zeigt den Maler im Zugriff verschiedener weltanschaulicher Lager. Am Vorabend des 2. Weltkriegs wurde er sowohl für das militante Kunstideal der Nationalsozialisten wie für die düstere Traumwelt der Surrealisten in Anspruch genommen. Kein größerer Gegensatz lässt sich denken!

In seiner 1939 erschienenen Friedrich-Monografie unterzog Kurt Karl Eberlein den Begriff Romantik einer strengen ideologischen Prüfung, deren Kriterien uns aus den »Betrachtungen eines Unpolitischen« bekannt sind, auf deren Autor, Thomas Mann, sich freilich im damaligen Deutschland niemand mehr berufen durfte. Eberlein zog einen inquisitorischen Trennstrich: »Es gab weibisch-feige Romantiker, die in das Universale und Internationale flohen, kurz gesagt: Literaten; und es gab männlich-tapfere Romantiker, die in das Nationale und Deutsche stürmten, kurz gesagt: Künstler.« Dieses Verdikt kennt keine Nuancen, mit brutaler Deutlichkeit trennt es, was sein Autor für Spreu und Weizen hält. Es kommt noch ärger. Bereits vor Ausbruch des Krieges ruft dieser ungeduldige Kunsthistoriker zu den Waffen und möchte die Romantik, die männliche, versteht sich, auf seine Kampfwut einschwören: »Diese Romantik ist deutsche Kampfkunst, ist Entsagungskunst, ist Opferkunst.«

Indes: Damit hat Friedrichs Kunst nichts zu tun. Das spürten auch die geschickteren unter den NS-Propagandisten. Als die German Library in New York 1940 eine Broschüre zur 100. Wiederkehr von Friedrichs Todestag herausgab, war die Bebilderung um optimistische Akzente bemüht: Die »Gescheiterte Hoffnung« wurde nicht gezeigt. Das an allen Fronten siegende Dritte Reich nahm existenzielle Ungewissheiten und Abgrunderlebnisse nicht zur Kenntnis.

Friedrichs Patriotismus sei nicht in Zweifel gezogen, doch ist es ratsam, auf seine Akzente zu achten. Man kann sie nicht anders denn als diskret bezeichnen. Wenn er mit einem im Winterwald verirrten Chasseur die in Bedrängnis geratene Grande Armee meint, gerät ihm der einsame Soldat zu einer Symbolfigur der Ausweglosigkeit angesichts der Übermacht nicht des Feindes, sondern der Natur. Ähnlich verhalten, beinahe vexierbildhaft drückt sich dieser Patriotismus im Bild der »Gräber gefallener Freiheitskämpfer« aus. Eine Schlange, die sich verkrochen hat, trägt (nur für das scharf blickende Auge erkennbar) die französischen Farben.

Zur gleichen Zeit, da Friedrich für die deutsche Mobilmachung als Schrittmacher missbraucht wurde, stellte Albert Béguin in Paris das Todesverlangen und die Nachtträume der deutschen Romantiker unter europäische Vorzeichen, unbekümmert um den »Nordgeist« und die germanische Rasse. In seinem Buch

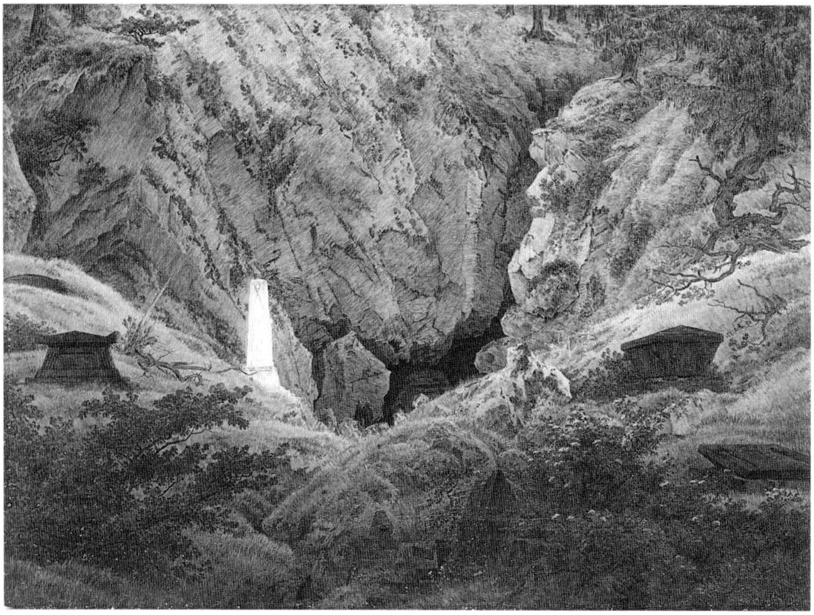

Caspar David Friedrich,
Gräber gefallener
Freiheitshelden

»L'Âme romantique et le Rêve« (1937) zog er eine Linie von den Deutschen zu Nerval und Victor Hugo, Baudelaire, Mallarmé und den Surrealisten um André Breton und Aragon. Im Mai 1938 erschien dann in der Zeitschrift »Minotaure« (12/13), dem Sprachrohr Bretons und seiner Freunde, ein illustrierter Aufsatz von Madeleine Landsberg über Friedrich, den Maler der romantischen Angst, dessen Fazit lautete: »Romantische Werke wie die von Friedrich sind für uns Strudel, die das in uns anlocken, was sich ertränken will.«

Wer diesen Blickwinkel nicht annehmen will, erlebt Friedrich immer noch als Ärgernis und zieht daraus falsche Schlüsse. Als im Frühjahr 1991 seine Gemälde und Zeichnungen aus den Sammlungen in Moskau und St. Petersburg im New Yorker Metropolitan Museum zu sehen waren, befand ein Kritiker, aus dem Blickwinkel der französischen *peinture*, dieser Maler könne nicht malen, indes ein anderer gerade an der technischen Perfektion Anstoß nahm und den Landschaften vorwarf, sie wirkten tot und erfroren: ein Fehlurteil, das bei Friedrich vermisst, was Camille Corot und John Constable bieten. Zugleich wurde süffisant daran erinnert, dass die Nazis Picasso hassten, weil sie Friedrich bewunderten.

Angst, da unmännlich, kam in Eberleins NS-Sprache nicht vor, dafür heroischer Untergangswille, also Todesbereitschaft. War Friedrich für Landsberg ein Masochist, der in die Nicht-Geburt zurückfliehen wollte, so für Eberlein ein malender Opfergänger. Was diese antipodischen Vereinnahmungen verbindet, ist einmal die Lust am Untergang, jener selbstzerstörerische Trieb, der alsbald im 2. Weltkrieg ganz Europa in eine Todeslandschaft verwandeln sollte, zum andern die geringe Beachtung, die beide Autoren dem Kunstverstand, dem Kunstbewusstsein des Malers zuwenden. Sein Umriss wird düster stilisiert und wie aus einem Guss gesehen. Dem differenzierenden Blick zeigt sich jedoch, dass Friedrichs Persönlichkeit die Merkmale der Polarisierung in sich trug, für die Goethe (im Hinblick auf Mantegna) das Wort »Doppelleben« erfand. Friedrich Schlegel sprach kunstvoll vom »Dividuum«. Ein Merkmal deutscher Bewusstseinsspaltung? Keineswegs. »Alles, was ich weiß, ist, daß ich gerne ein anderer sein möchte«, lässt Diderot den Neffen Rameaus sagen, und Victor Hugo wird im Vorwort zu seinem »Cromwell« befinden: »L'homme est double«. Zu dieser um die Mitte des 18. Jahrhunderts beginnenden Öffnung des Gestaltungsvermögens in bipolare Möglichkeiten habe ich an anderer Stelle künstlerische Zeugen benannt, die allesamt zeigen, dass es sich um ein allgemein europäisches Phänomen handelt.

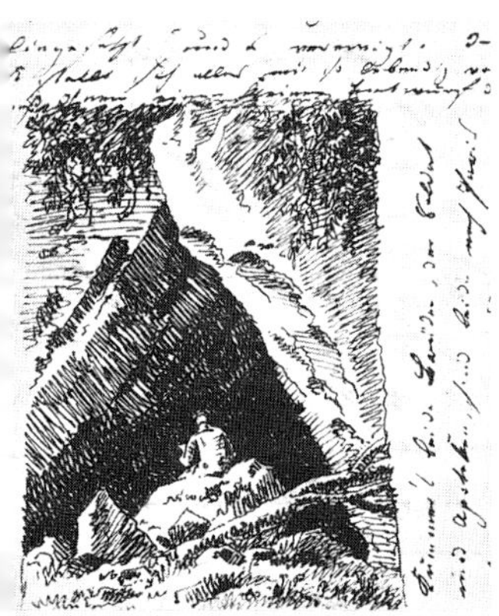

Caspar David Friedrich beim Zeichnen im Plauenschen Grund

Auch Friedrich hatte verschiedene Facetten, die von seiner Weltsicht nicht zu trennen sind. Dazu gehört sein kauziger Humor. Diese Bipolarität befähigte ihn zur Bedeutungsumkehrung. In einem Brief an Louise Seidler stellte er sich 1814 beim Zeichnen im Plauenschen Grund dar. Der erste Blick ist versucht, den Mann vor der schwarzen Höhle bei der Ikonografie unterzubringen, die etwa zur gleichen Zeit im »Wanderer über dem Nebelmeer« ihren Niederschlag fand, zumal die winzige Gestalt nichts Beiläufiges hat, sondern, wie der »Wanderer«, genau in der Bildmitte unter dem spitzen Höhlendach angebracht ist. Ein Ausgesetzter, den die dunkle Öffnung in ihren Bann geschlagen hat? Der Brief korrigiert diese Vermutungen: »Am rauschenden Wasserfall im Plaun'schen Grund habe ich Ihren Brief gelesen ..., und ich bekam von all dem Kochen und Braten das Sausen und Brausen Lust zu genießen. Wenn doch im Augenblicke die Felsen zu Kuchen und Braten geworden wären und das Wasser zu Wein; es wäre gewiß eine neue Höhle entstanden und das tobende Wasser wäre zu einem rieselnden Bächlein geworden. Dann hätte ich mich mit vollem Magen vor mein Werk hingesetzt und es verewigt. In diesem Augenblick stellt sich mir alles so lebendig vor, daß ich versuchen muß, Ihnen einen kleinen Entwurf davon zu geben.« Dieser Entwurf ist die in den Brief eingetragene Skizze, deren Sachlichkeit nichts von kulinarischen Tagträumen verrät.

Friedrichs Anteil an der Bipolarität des europäischen Bewusstseins reicht in den »Selbstwiderspruch« hinein und äußert sich im Auseinanderklaffen von Theorie und Praxis. In seinen Aufzeichnungen spricht er sich entschieden gegen das Zusammenstücken von Einzelteilen und für ganzheitlich-organische Gestaltungsverfahren aus. Er kritisiert einen Zeitgenossen: »Die Arbeiten von XXX erinnern mich an Spielkarten, bald so, bald anders gemischt, die Karten bleiben immer dieselben. So erinnere ich mich, diese Figuren schon öfter gesehen zu haben ...« Eine solche Erinnerung konnte den Betrachter auch vor Friedrichs Werken befallen, denn im Widerspruch zu seiner Theorie montierte er die Syntax seiner Bilder aus verschiedenen heterogenen Bestandteilen, wofür ihm die präzisen Notate seiner Skizzenbücher Material boten. Er malt Kompositlandschaften. Das subtilste Beispiel dieses Verfahrens ist die späte »Ruine im Riesen-

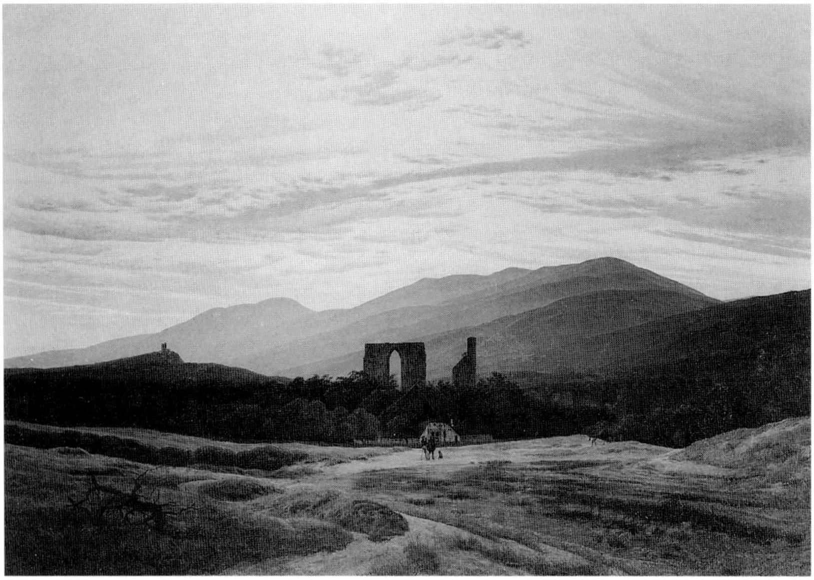

Caspar David Friedrich, Ruine im Riesengebirge

gebirge«. Otto Schmitt hat nachgewiesen, dass Friedrich für den Hintergrund die Zeichnung einer Riesengebirgslandschaft von 1810 verwendete – allerdings im Gegensinn. Die Übernahme muss sich der neuen Syntax anpassen, d. h. »die Linien müssen sich mehr in die Länge dehnen.« Außerdem zog er für die Ruine eine Zeichnung von Eldena (1815) heran und verwendete für den abgebrochenen Ast links vorne eine Naturstudie von 1808/10. Aus diesem Vorrat entstand für Schmitt »eine absonderliche Zusammenstellung und doch als Kunstwerk durchaus überzeugend, zugleich für Friedrich menschlich und künstlerisch ungemein aufschlußreich.« Friedrich geht mit den »Spielkarten« seines Fundus kombinierend um, »Dichtung und Wahrheit bunt miteinander verschmelzend und die Wirklichkeit poetisch verklärend ...« Hunderte Kilometer liegen zwischen dem sächsischen Riesengebirge und der Klosterruine in der Nähe der Ostsee. Für diese Koppelung bietet Friedrichs berühmte Maxime keine Legitimation; sie lautet: »Schließe dein leibliches Auge, damit du mit dem geistigen zuerst siehest dein Bild. Dann fördere zutage, was du im Dunkeln gesehen, daß es zurückwirke auf andere von außen nach innen.« Man mag Friedrichs ikonische Bildgedanken mit seiner Innenschau in Verbindung bringen, aber diese steht in der Tradition des »disegno interno« und vereinigt Empfindung mit Kunstverstand. Aus diesem freien, wählenden und kombinierenden Verfügen über seinen Zeichenvorrat erwuchs Friedrichs entscheidender Beitrag zur Moderne, die Resakralisierung der Natur, die Landschaft als Ikone. So einzigartig die Kunstmittel dieses Prozesses sind, tragen sie doch nicht die pathologische Kennmarke eines Masochisten oder eines kampfwütigen Nationalisten.

Friedrichs Kunst erschließt ihre Vielschichtigkeit, wenn wir sie bifokal, d. h. sowohl nach europäischen wie nach ihren deutschen Merkmalen befragen. Das europäische Bezugsfeld veranschaulicht der Vergleich mit dem um zwei Jahre jüngeren John Constable. Der Engländer nannte sich zwar bescheiden einen

»natural painter«, zugleich aber rühmte er »God Almighty's daylight«, und im Mai 1819 schrieb er an seine Frau über eine Wanderung, er fühle bei jedem Schritt das Bibelwort: »Ich bin die Auferstehung und das Leben«. Jedes Glied der erschaffenen Welt war für ihn ein Beweis des göttlichen Schöpfertums. Zugleich empfindet Constable seine Kunst als bescheiden und geringfügig: »My limited and abstracted art is to be found under every hedge and in every lane, and therefore nobody thinks it worth picking up.« Das erinnert an Friedrich, der sich vor dem großen Peter Cornelius, als dieser ihn besuchte, demütig auf den Fußboden setzte.

Wie Friedrich sein inneres Auge befragte, vertraute auch Constable den »Augen der Seele« und ihrer den »outward eyes« überlegenen Sehkraft: Diese zeigen die Dinge vor, »but the Mind descries.« Wir können beide Maler als Beispiele für den Versuch nehmen, das Sachinventar der Erscheinungswelt zu spiritualisieren, wobei sie freilich unterschiedliche Wege einschlagen.

Nun zu Friedrichs deutscher Komponente, die bei näherer Betrachtung gleichfalls in ein europäisches Bezugssystem eintritt. Zunächst stellt sie einen Beitrag zur deutschen Selbstfindung dar, die etwa seit dem letzten Drittel des 18. Jahrhunderts die Intelligentsia beschäftigte. Ihre Suche nach einer deutschen Identität arbeitet mit Abgrenzungsstrategien und mit der schlagkräftigsten Waffe der Moralisten, der Herabsetzung des Gegners. Dieser Gegner ist das aus Frankreich kommende höfische Geschmacksideal. Seiner Verspottung dienen die Kontrastkoppelungen, mit denen Daniel Chodowiecki die bürgerlichen Käufer der Almanache und Taschenkalender unterhielt. (Lessing steuerte zu diesem Klischee den Riccaut de la Marliniere bei.) Das kontrastierende Verfahren stützt sich auf das Vorbild von Hogarth, der im Zyklus »Industry and Idleness« (1747) den Lebenslauf eines fleißigen Lehrlings dem eines faulen gegenüberstellte. Das Argumentieren mit anschaubaren Gegensätzen gehört zu den Denk- und Anschauungs-Modi des 18. Jahrhunderts. Wie Hogarth das Schichtengefüge der englischen Gesellschaft vereinfachend darstellte, ohne Seitenhiebe auf die Sittenverderbnis der Franzosen zu benötigen, so finden wir in Frankreich Stimmen, die zur Versittlichung sowohl der Kunst wie der menschlichen Beziehungen aufriefen und ebenfalls mit Gegensatzpaaren arbeiteten. Ein solches Paar lässt sich aus den Salonkritiken herauslesen, die Diderot an verschiedene europäische Höfe schickte. Ich beziehe mich auf die konstante Wortwahl. 1761 rühmt er den Verkauf der »Liebesvögel« von Vien mit den Worten: Eleganz der Formen, Anmut, Naivität, Unschuld, Zartheit, Einfachheit. Lauter Qualitäten, die er 1765 an Bouchers »Schlaf der Schäferin« vermissen wird: dieser Maler besitzt weder Anmut noch Wahrheit; Zartheit, Ehrbarkeit, Unschuld und Einfachheit sind ihm fremd. Boucher steht für einen Geschmack, der in Frankreich wachsender Opposition begegnete, aber vornehmlich eine innerfranzösische Kontroverse auslöste, in der Diderot die Positionen des Dritten Standes verfocht. Sein Held ist Greuze, den er anspornt: »Nur Mut, mein Freund Greuze, zur Moral in der Malerei!« (Salon 1763).

Was Diderot 1767 an Boucher kritisiert, könnte auch aus einer deutschen Feder stammen: Verfall des Geschmacks, weder Unschuld noch Einfachheit. Zwei Jahrzehnte später dehnten die Puristen der Revolution diese Anklage auf die feudale Gesellschaft aus: sie hätte die »Enthemmung der Sitten« gefördert, Willkür, Laune und Mode herrschen lassen. Wir sehen: Auch die Franzosen wollten die Künste dem bürgerlichen Familiensinn und seinen Tugenden verpflichten, die in Jacques Rousseau ihren beredten Anwalt hatten, doch die Deutschen führten diesen Kampf nicht bloß im Namen eines aufstrebenden Standes, sondern spitzten ihn zum nationalen Aufbegehren gegen die Überfremdung zu. Das gab dieser Debatte einen zusätzlichen ideologischen Zungenschlag, wie Chodowieckis Beispiele des neuen bürgerlichen Selbstbewusstseins zeigen. Sie führen uns an die Gesinnungs-Ursprünge von Friedrichs Rückenfiguren. Chodowieckis Verhaltensanweisungen übertreffend, sind diese Gestalten mit einem singulären Pathos ausgestattet, das älteren Beispielen von Rückenfiguren abgeht. Zu denken wäre an die Zeichnung eines Mannes in einer Toröffnung von Michelangelo di Pace (1610-1670), die übrigens Johann Christian Reinhart 1785 kopierte, und an den Stecher Jan Luykens. Anders als diese Gestalten sind die Friedrichs von der kontemplativen Demut durchdrungen, die Chodowiecki zum Maßstab des Natürlichen gegenüber dem Affektierten erhob. Wie diese Bildbelehrung auf die Zeitgenossen wirkte, bzw. wirken sollte, zeigen die Kommentare von Lichtenberg.

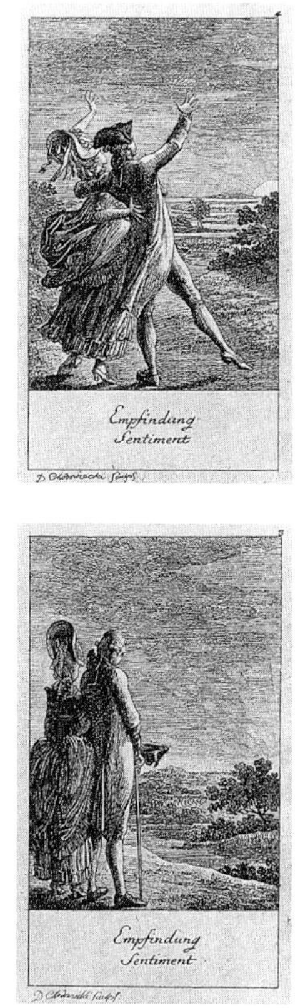

Daniel Chodowiecki, Blatt 3 und 4

Da heißt es zum oberen Paar: »Wer hier nicht modische Empfindsamkeit und vitulierendes Entzücken in Hexametern aufwallen sieht, der sieht nichts. Man glaubt, man hörte sie skandieren.« Zum anderen Paar bemerkt Lichtenberg: »Nicht leicht wird ein Künstler in Figuren, die das Gesicht fast abwenden (!), und bei denen alles unterstützt ist und ruht, mehr Empfindung ausdrücken können, als hier aus dem unschuldigen gefühlvollen Starren des Mädchens und aus der Kopfhaltung der Mannsperson hervorleuchtet. Sie genießen den Anblick der untergehenden Sonne mit dem ruhigen Gefühl, das so wie jene in der Ferne sanft hinwallende Kreise die bepurperte Fläche des Wassers, in welchem sich ihr Feuer spiegelt, die ganze Seele endlich füllt, ohne in ihr zu stürmen.« Was Chodowiecki als natürliche Haltung empfiehlt, ist keineswegs natürlich, es ist das Pathos der Verhaltenheit, das die Empfindungen verinnerlicht. Auch der sprachgewandte Lichtenberg spürt das: Er möchte kein ausplaudernder Mitwisser der Empfindungen sein. So groß ist die Zurückhaltung, die er mit dem Paar vor der Natur teilt, dass er, der Aufklärer, von »Mysterien« spricht. Damit ist die Rätselhaftigkeit angesprochen, für die Friedrich ikonische, bannende Zeichen erfindet. Er hebt die ästhetische Betrachtung des Naturschauspiels in eine verinnerlichte Andachtshaltung, erfüllt von der religiösen Hingabe an das »Mysterium« der Schöpfung. Die Rückenfiguren und ihre Umräume, Landschaften wie Interieurs, sind von fragender Erwartung erfüllt. Sie verrätseln sich gegenseitig.

An seinen Kupferstichen »Natürliche und affectierte Handlungen des Lebens«

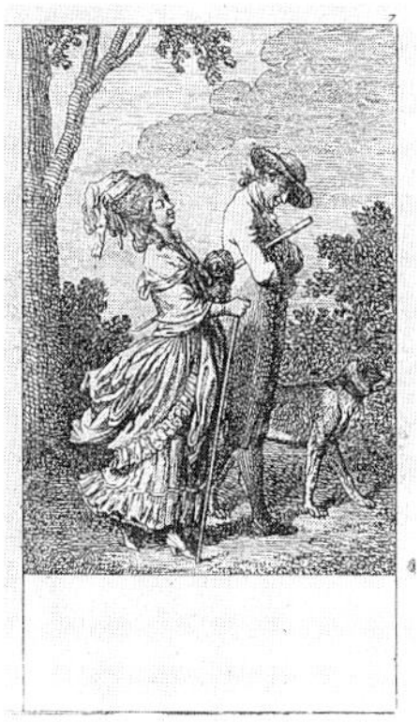

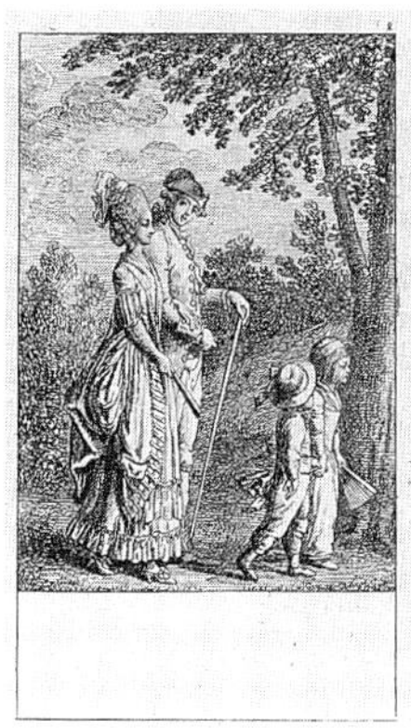

Daniel Chodowiecki,
Blatt 7 und 8

nimmt Chodowiecki eine weitere Kontrastkoppelung vor, die Lichtenberg für eine Benimmkorrektur nutzen wird: »Daß der junge etwas zusammengetrunkene und gejagte Mann auf dem siebenten Blatt ein Deutscher ist, sieht man schon allein daraus, daß er fast aussieht wie ein Ausländer. Das ihm angetraute deutsche Produkt zur Rechten scheint ihm nicht völlig so angenehm, als ihm der geborne Engländer zur Linken ist, den er sich selbst gewählt hat. Das Paar auf dem achten Blatt hat seine Kinder bei sich, das auf dem siebenten hingegen, was ihm vielleicht ebenso wert ist, seine Hunde. Was täten auch die Kinder hier? Zärtlichkeit üben könnten sie wenigstens hier nicht lernen: die lernen sie unterdessen, da Vater und Mutter hier gehen, weit sicherer und geschwinder bei den zärtlicheren Spaziergängen, auf denen sie jetzt den Kammerdiener und die Köchin oder den Informator und die Französin begleiten.«
In dieselbe, publizistisch dankbare Kerbe schlägt Justus Mösers ironisches Schreiben eines reisenden Parisers an seinen Wirt in Westfalen. Darin wird den Westfalinnen vorgeworfen, ihnen fehle die zärtliche Mattigkeit und Morbidezza, »welche die geringste Bürgerfrau in Paris, sich so oft sie will, zu geben weiß.« Nicht nur haben sie zu viele Kinder, die deutschen Männer machen sich lächerlich, »welche dergleichen Kindermütter mit zärtlichen Augen ansehen können«. Schließlich heißt es von den deutschen Gelehrten, sie wüssten kaum mit dem Hund einer Dame umzugehen. Gegen eben diesen Sittenverfall lässt Chodowiecki das zweite Paar auftreten: Es wandert mit seinen Kindern, nicht mit dem Hund. Ein Seitenblick auf Philipp Otto Runge bietet sich hier an. Runge dürfte Chodowieckis Ermahnungen gekannt und sich an dessen »Spatziergang« erinnert haben, als er Jahrzehnte später das lebensgroße Bildnis der Eltern mit den beiden Enkelkindern malte. Runge gab dem deutschen Familienglück einen Ausdruck, an dessen Strenge norddeutsche Sachlichkeit und protestantische Askese gleichermaßen beteiligt sind. Aus dem Spaziergang – bei Chodowiecki immerhin noch eine entspannende Sinneserfahrung – ist ein Monument der Regungslosigkeit, eine harte Ikone geworden. Das Paar lebt Luthers Lehre, wie Goethe sie sah: »mit festen Füßen auf Gottes Erde zu stehen«. So genau diese Menschen gesehen und so unbeschönigt sie wiedergegeben sind – ihre Haltung (auch die der beiden Kinder) hat nichts mit der Natürlichkeit zu tun, die Chodowiecki empfiehlt.

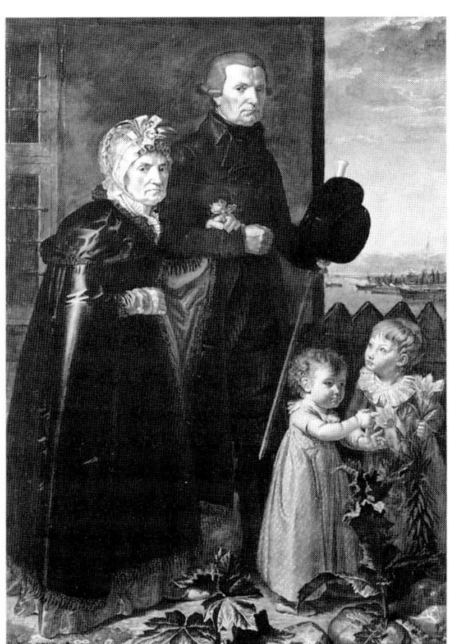

Philipp Otto Runge,
Die Eltern des Künstlers

Sie wurzelt, wie die der Rückenfiguren Friedrichs, im religiösen Naturerlebnis des Protestantismus, das wieder mit dem antiinstitutionellen Affekt zusammenhängt, auf dem Martin Luthers

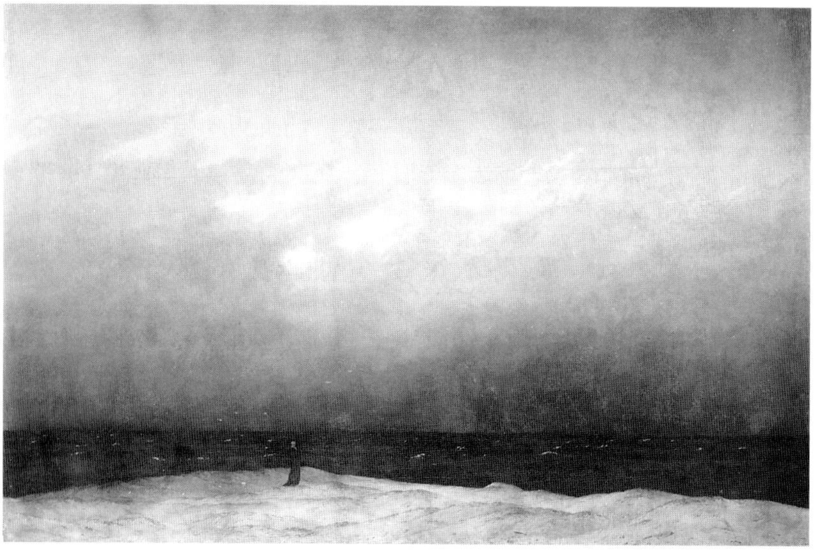

Caspar David Friedrich,
Mönch am Meer

Lehre beruht. Im katholischen Glauben bekämpfte der Reformator auch die Kunst- und Prunkfassaden, die ihm bei seinem Rombesuch begegnet waren. Sofern in dieser Ablehnung eine Zivilisationsverachtung, als deutsche Rechtschaffenheit getarnt, dem lateinischen Luxus den Prozess macht, begegnen wir hier einer der ideologischen Ausgangspositionen, auf die sich die Verfechter deutscher Werte immer wieder berufen werden. Noch die unseligen »Betrachtungen eines Unpolitischen« von Thomas Mann bieten dafür Belege. Das Deutsche definiert sich als Absonderung, als Sonderweg, als trotziges Anderssein-Wollen. Und es bedurfte eines Mannes von der künstlerischen Innovationskraft eines Friedrich, um diesem Anderssein, ohne es preiszugeben, eine- das Nationale und Partikulare überwindende Form zu geben.

Wie unverwechselbar die Stimme ist, die er zum europäischen Kunstgespräch »um 1800« beitrug, zeigt das Thema Ossian (d. h. der Lied-Sammlung, die ein gälischer Sänger im 3. Jh. verfaßt haben sollte): damals eine ikonografische Plattform, auf der Schotten und Engländer, Dänen, Franzosen und Deutsche sich trafen. 1760 begann der Schotte Macpherson eine Reihe von Heldendichtungen herauszugeben, als deren Übersetzer er sich ausgab. Was er einem gälischen Barden zuschrieb, stammte in Wahrheit aus seiner Feder. Die gutgläubigen Zeitgenossen – darunter Herder, Klopstock und Goethe – nahmen sein archaisierendes Kunstprodukt für bare Münze. Das Kolossalische (Schiller) und der rhapsodische Tonfall faszinierten alle, die es nach regelfreier Ursprünglichkeit verlangte. Mehr noch als die kämpferischen Auseinandersetzungen fesselte die raue, nordische Naturszenerie, in der sie sich zutrugen. In elementaren Landschaften kam das von Burke gepriesene Erhabene (Sublime) zur Geltung und erfüllte das der Zivilisation überdrüssige Verlangen nach Traum und Nacht, Chaos und Sturm. Das sind die Erfahrungsorte, in denen Goethes Ossian-Leser Werther umherirrt.

Friedrich hat, anders als Runge, keine Ossian-Episode illustriert: kriegerische Auseinandersetzungen waren seine Sache nicht. Dennoch stand er offenbar im Banne der Gesänge, die ihm Ludwig Kosegarten vermittelt haben dürfte. Jedenfalls sahen seine Zeitgenossen das so. Der »Mönch am Meer« wurde wohl deswegen »ossianisch« vereinnahmt, weil man ihn in keiner ikonografischen Kategorie unterbringen konnte. Das Bild müsse ossianische Wirkungen tun, vermutete Kleist in seiner berühmten Kritik. Der gelehrte Karl August Böttiger empfahl, der Maler »sollte in den schottischen Hochgebirgen uns Ossians Wolkengestalten malen.« Nichts dergleichen hatte Friedrich im Sinn: Im Mönch, einem Selbstbildnis, malte er eine ossianische Gestalt, um gleichsam den grassierenden Ossianismus zu überwinden, ohne indes dieser internationalen Mode eine Korrektur aus nationaler Gesinnung entgegenzusetzen. Seine einsame Gestalt gehört einer Welt jenseits der Konfessionen an, weshalb auf diese Gestalt noch am ehesten Johann Semlers Wort von einem »christlichen Ossian« zutrifft – einem Zwitter also.

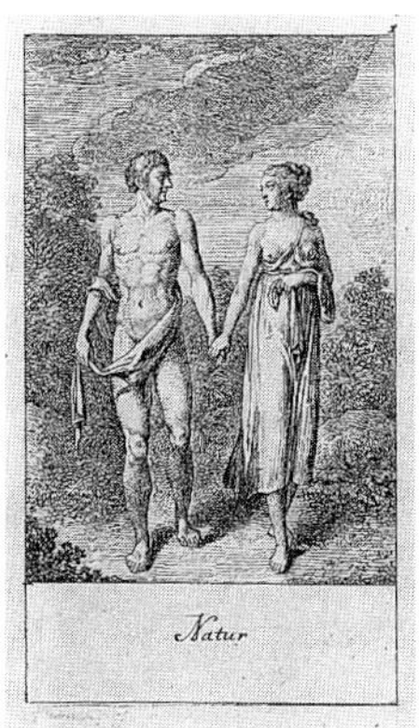

Daniel Chodowiecki, Blatt 1

Eines von Chodowieckis Kontrastpaaren steht außerhalb der Arena, in der die Deutschen mit den Franzosen ins Gericht gingen, dafür deckt es sich mit den Extrempositionen, die Diderot mit dem »homme naturel« und dem »homme artificiel« absteckte. Das Paar, das in der »Natur« zu Hause ist, scheint Lichtenberg in Verlegenheit gebracht zu haben, denn so viel Freizügigkeit, wenn auch arglos und ohne Schaustellung, ließ sich kaum als alltägliche Verhaltensnorm gegen die modischen Verkleidungen und die »Afectation« des anderen Paares empfehlen. Lichtenberg konzediert den beiden Geschöpfen »Anstand und Tracht« – etwas, was »den Besten, jetzt wenigstens, gefällt.« Die Einschränkung ist deutlich. Mit »Tracht« umschreibt Lichtenberg die kunstlos schlichte Kleidung *all'antica*: Sie verbirgt ihre Träger nicht wie die überladene Maskerade des anderen Paares. Wie an Drähten gezogen posieren die Reifrockdame und ihr Begleiter, in dem Lichtenberg einen »portugiesischen Juden-Stutzer« zu erkennen glaubt, vor uns, den Zuschauern, indes die beiden Halbnackten sich nicht darum kümmern, ob sie betrachtet oder gezeichnet werden. Im Minimum ihrer Bedeckung ist die paradiesische Nacktheit so züchtig bewahrt, dass der Gedanke an einen von den Sinnen erweckten Sündenfall nicht aufkommt. Bestimmt ist dieses keusche Paar nicht unterwegs zu den ausgelassenen römischen Bacchanalen, die Heinse in seinem »Ardinghello« (1785) so suggestiv beschreibt, aber auf ihre Art stehen beide ebenfalls beispielhaft für die Freiheit und gegen den Zwang, für die Gleichheit der Geschlechter und gegen das feudale Kastensystem, das vom andern Paar verkörpert wird.

Wofür Mann und Frau in heidnischer Unschuld eintreten, ist weder die protestantische Familienidylle noch die deutsche Gatten- und Kindesliebe, sondern das an der Antike orientierte republikanische Ideal eines von Zwängen und Konventionen befreiten Menschen. Ein Meister des Understatements, veranschaulicht Chodowiecki mit seiner anspruchslosen Prosa die Botschaft von

Winckelmanns »Geschichte der Kunst des Altertums« (1764): »Aus dieser ganzen Geschichte erhellt, daß es die Freiheit gewesen, durch welche die Kunst emporgebracht wurde.« Schon in seinen »Gedanken über die Nachahmung der griechischen Werke ...« (1755/56) hatte der Gelehrte die kollektive Nacktheit als Merkmal der antiken Sitten gepriesen: »die jungen Spartanerinnen waren so leicht und kurz bekleidet, daß man sie daher die Hüftzeigerinnen nannte.«

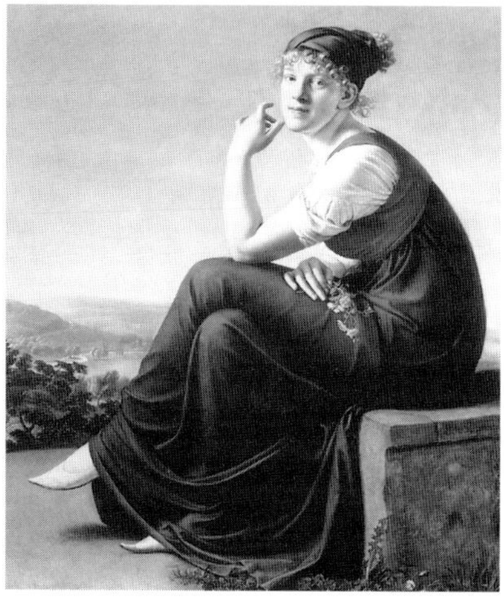

Gottlieb Schick, Frau Dannecker

Worauf Chodowiecki abzielt, ist kein vaterländischer Verhaltenskodex. Die deutsche Selbstfindung, der die anderen Kontrastpaare nachhelfen sollen, mündet hier in ein neues, universales Menschheitsideal. Von ebenbürtigen Partnern gebildet, stellt das Paar einen Idealtypus dar, der die Losungen der Französischen Revolution vorwegnimmt. Dass dieser ungeheure gesellschaftliche Umbruch die zeitgenössische ästhetische Reflexion auch dann prägte, wenn sie sich allgemeinen (»zeitlosen«) Fragen zuwandte, zeigt Schillers Abhandlung »Über Anmut und Würde« (1793). Die wahre Anmut ist für Schiller eine »bewegliche Schönheit«, die zufällig an ihrem Subjekt entsteht. Anders die »gelernte Anmut«, die er die »Tanzmeistergrazie« nennt und als würdiges Gegenstück zu derjenigen Schönheit auffasst, »die am Putztisch aus Karmin und Bleiweiß, falschen Locken, fausses gorges und Walfischrippen hervorgeht ...«

Aus den Kategorien Kants aufgebaut, müssen Schillers ästhetische Überlegungen den Vorwurf der deduktiven Abstraktheit hinnehmen. Dennoch geht von ihnen auch heute noch eine bezwingende Überredungskraft aus, die vermuten lässt, dass künstlerische Zeitgenossen für sie empfänglich waren. Wissen wir kaum etwas über die Anschauungsinhalte, auf die Schiller sich bezog, so können wir umgekehrt vermuten, dass dieses oder jenes Kunstwerk von ihm geprägt wurde. Zu denken wäre etwa an das Meisterwerk eines anderen Schwaben, das 1802 entstandene Bildnis der Frau des Bildhauers Dannecker von Gottlieb Schick. Der Maler war gerade aus Paris zurückgekehrt, wo er seit 1798 im Atelier von David gearbeitet hatte. Diese Schule ist dem Bildnis anzumerken. Französisch, das wurde oft beobachtet, ist auch der Farbendreiklang des Kleides. (Wir erinnern uns an die negative Farbensymbolik von Friedrichs Schlange). Die republikanische Freiheit, die Schick der jungen Frau auf das Kleid malt, hat jedoch einen anderen Stellenwert als bei seinem Pariser Meister. Heinrike Dannecker hat das unbekümmert Gelöste, das Schiller der natürlichen Anmut nachsagt. Zugleich aber verbindet sich diese unbefangene, jedoch keineswegs kokettierende Direktheit mit dem, was die Franzosen *désinvolture* nennen und wofür es im Deutschen keine Entsprechung gibt. Schicks Abkehr von der Ziererei und den »fausses gorges« hat im natürlichen Menschenpaar von Chodowiecki ihre ferne Vorankündigung. Schon damals war es dem bescheidenen Chodowiecki gelungen, die Befreiung der Deutschen zu sich selbst über die moralisierende Selbstgerechtigkeit hinauszuführen und auf eine offene Menschheitsvision hinzulenken. Diese Absicht, frei von didaktischem Eifer, ist auch dem Bildnis der Heinrike Dannecker anzumerken. Der deutsche Maler beging darin keinen Verrat an vaterländischen Werten, sondern malte eine, vielleicht die anmutigste Huldigung, die damals (noch) den Idealen entgegengebracht werden konnte, unter denen die Französische Revolution einmal angetreten war. Das Bild ist nicht weniger, aber auf andere Art deutsch als Friedrichs »Gräber gefallener Freiheitskämpfer.« So trifft auf das nationale Selbstverständnis derselbe einschränkende (und zugleich öffnende) Vorbehalt zu, den wir bei der Kontextabhängigkeit der Zeichen antrafen: Es ist nicht auf einen »Generalbaß« festzulegen, sondern ändert sich mit den jeweiligen Bezugssystemen, d. h. es schließt mehrere, auch widersprüchliche Facetten ein.

Literatur- und Quellenangaben zu den Zitaten

Burke: Edmund Burke, A Philosophical Enquiry into the Origin of our Ideas of the Sublime and the Beautiful, London 1757, Neuausgabe von J. T. Boulton, London 1958 (dt. Hamburg 1989)
Chodowiecki: Der Fortgang der Tugend und des Lasters, hrsg. v. Ingrid Sommer, Berlin 1974
Constable: Memoirs of the Life of John Constable, composed chiefly of his letters by C. R. Leslie, London 1951, S. 73, 174, 203, 318
Diderot: Denis Diderot, Salons, krit. Ausgabe besorgt von Jean Seznec und Jean Adhémar, I-IV, Oxford 1957-59
Friedrich: *in New York:* The Romantic Vision of Caspar David Friedrich.Paintings and Drawings from the USSR, AK, New York 1991; *Friedrich an Louise Seidler:* Caspar David Friedrich in Briefen und Bekenntnissen, hrsg. v. Sigrid Hinz, München 1974, S. 25; *Friedrichs Kritik an einem Zeitgenossen:* Hinz, S. 85; *Friedrichs Maxime:* Hinz, S. 92, 125
Goethe *Doppelleben:* Werner Hofmann, Das entzweite Jahrhundert. Kunst von 1750 bis 1830, München 1995, S. 26 ff.; über Luther: zu Eckermann am 11. März 1832
Hugo *Cromwell-Zitat:* Winfried Wehle, Schweigen gebietend, in: Sichtweisen: Das Pathos der Franzosen, München 1997, S. 39
Luyken: Herbert von Einem, Ein Vorläufer C. D. Friedrichs? Zeitschrift des deutschen Vereins f. Kunstwissenschaft, 7, 1940, S. 156f.
Michelangelo di Pace und **Reinhart:** Beide Zeichnungen befinden sich in der Albertina. Vgl. Die deutschen und Schweizer Zeichnungen des späten 18. Jahrhunderts, bearbeitet von Maren Gröning und Marie Luise Sternath, Wien Köln Weimar 1997, Nr. 661 (Beschreib. Kat. d. Handzeichnungen in der Graphischen Sammlung Albertina)
Möser: Justus Möser, Anwalt des Vaterlandes (Ausgewählte Werke), Leipzig-Weimar 1978, S. 194f. (Patriotische Phantasien, II, Nr. 55)
Ossian: Ossian und die Kunst um 1800, AK, Hamburger Kunsthalle 1974
Schlegel *Dividuum:* Winfried Wehle, Schweigen gebietend, in: Sichtweisen: Das Pathos der Franzosen, München 1997, S. 39
Schmitt: Otto Schmitt, Die Ruine Eldena im Werk von C.D.Friedrich, Berlin 1944

disegno interno: Erwin Panofsky, Idea. Ein Beitrag zur Begriffsgeschichte der älteren Kunsttheorie (Studien der Bibliothek Warburg, Leipzig 1924.) Neuausgabe Berlin 1960, S. 47 f.
Enthemmung der Sitten: Von Brutus zu Marat. Kunst im Nationalkonvent 1789-1795, hrsg. v. Katharina Scheinfuß, Dresden 1973, S. 11 f.
Selbstwiderspruch: Edgar Wind, Heidnische Mysterien in der Renaissance, Frankfurt/Main 1981, S. 225 ff.

»Wir müssen Zerstörer sein!«

Das »Doppelleben«, das Goethe dem Künstler zubilligt, der sich vor formalen Alternativen für beide Angebote entscheidet, hat noch eine weitere Dimension. Ein Modus kann mehrere Bedeutungen in sich aufnehmen. Mit den Worten Saussures: jedes Bezeichnende (Signifikant) steht mehreren Bezeichneten (Signifikaten) zur Verfügung. Damit ist nicht der Deutungsspielraum an sich angesprochen, über den jeder Betrachter subjektiv entscheidet, sondern die bestimmten Strukturen innewohnende, objektive Mehrwertigkeit. Das Problem fällt in die Kompetenz der Wahrnehmungs- und Gestaltpsychologie, aber wir treffen seine Erörterung auch bei den Malertheoretikern der Moderne an. Zu Beginn unseres Jahrhunderts schrieb Adolf Hölzel einen wichtigen kleinen Aufsatz »Über Formen und Massenvertheilung im Bilde« für die Zeitschrift der Wiener Secession. Er untersuchte darin elementare, d. h. vorgegenständliche »Gesetzmäßigkeiten« des Flächengefüges und kam zu dem Schluss, dass auch Zwischenräume als positive »Formfiguren« aufzufassen sind. An einem schematischen Beispiel zeigte er, dass, wenn zwei dunkle Komplexe eine »hellere Zwischenfigur« bilden, wir es insgesamt mit drei Formen zu tun haben. An Werken von Hugo van der Goes, Sandro Botticelli und Peter Paul Rubens versuchte er nachzuweisen, dass die verschieden strukturierten Zwischenfiguren auch in der älteren Malerei an der Gesamtwirkung teilnehmen. Was Hölzel unter dem Gesichtspunkt der Gesetzmäßigkeit untersuchte, erläuterte recht eigentlich seine eigene Kunst und gehört zur Vorgeschichte des Kubismus und der geometrischen Abstraktion (Mondrian) – Tendenzen also, die sich systematisch mit der Äquivalenz von Körper, Raum und Zwischenraum auseinander setzten.

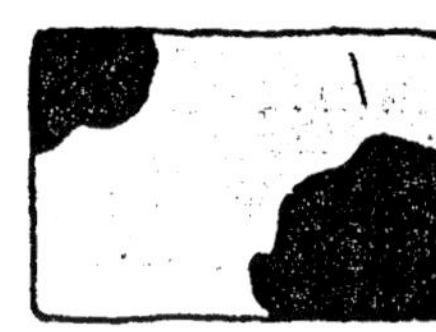

Adolf Hölzel, Strichätzung aus »Ver sacrum«

Neben dieser Aufwertung des Intervalls gibt es eine andere Mehrwertigkeit, die sich nicht mit Flächenordnungen begnügt, sondern deren Verrätselung versucht. Ambivalenz dient hier nicht der formalen Verdichtung (Stabilisierung), sondern der optischen Verwirrung. Der Maler deckt überraschende Bedeutungsinversionen auf, die sich aus dem »Umschlagen« eines Motivs in ein anderes ergeben. Einen solchen Einfall glaube ich in »Huttens Grab« von Friedrich zu entdecken. Ein Mann (mit »altdeutschem Barett«, wie ein Zeitgenosse anmerkte) meditiert an einem Sarkophag, der die Namen Jahn, Arndt, Stein, Görres und Scharnhorst trägt – ein unmissverständliches patriotisches Bekenntnis, das die fünf Kritiker der Restauration zu Nachfolgern des Ulrich von Hutten macht.

Der doppelbödige Einfall steckt anderswo, in den drei Fenstern des Chors, wofür Friedrich eine Studie verwendete, die er vor Ort von der Ruine der ehemaligen Klosterkirche auf dem Oybin angefertigt hatte. Da den Fenstern die

Caspar David Friedrich,
Huttens Grab

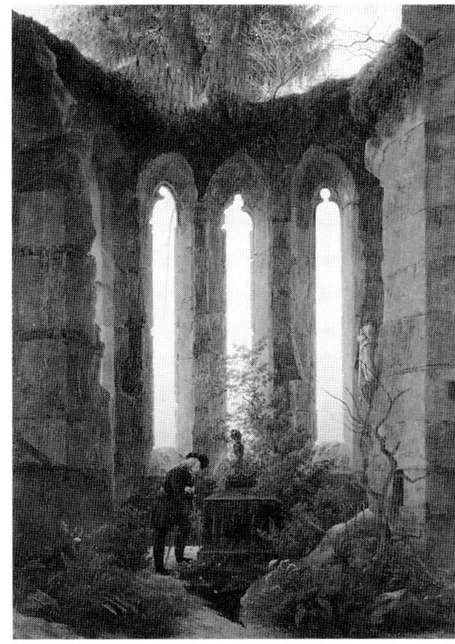

Binnenverstrebung abgeht, bildet ihre Offenheit eine kontinuierliche Leere, die sich auf die Umrisse von Heiligengestalten beziehen lässt. So schlägt die Abwesenheit, die diese »Zwischenfiguren« umschreiben, in unsichtbare, aber doch vorhandene Gestalten um. Hier meldet sich, wie mir scheint, der protestantische Zweifel an der sakralen Kunst und ihrem unbefangenen Umgang mit der menschlichen Gestalt an. Friedrich setzt Luthers Kritik an den Heiligenfiguren produktiv in ein Paradoxon um. Über dem eher beiläufig anmutenden Standbild einer Madonna (neben dem rechten Fenster) schweben die drei »Zwischenfiguren« als drei Öffnungen in der Mauer, die wir als summarische anthropomorphe Zeichen, zugleich aber als die Verneinung von Körperlichkeit auffassen können. Die physische Abwesenheit schlägt dialektisch in den blassblauen Himmel um. So entsteht eine weitere Wahrnehmungs- und Bedeutungsschicht.
Eine schriftliche Aufzeichnung Friedrichs scheint diesen Deutungsvorschlag zu stützen. Der Maler beschreibt darin ein verschollenes Bild, die Ruine einer »zerfallenen Kirche«, der er, künftigen Verfall vorwegnehmend, »den schönen, noch bestehenden und gut erhaltenen Dom zu Meißen zugrunde gelegt« hat: »Die Zeit der Herrlichkeit des Tempels und seiner Diener ist dahin und aus dem zertrümmerten Ganzen eine andere Zeit und anderes Verlangen nach Klarheit und Wahrheit hervorgegangen. Hohe, schlanke, immergrüne Fichten sind dem Schutte entwachsen, und auf morschen Heiligenbildern, zerstörten Altären und zerbrochenen Weihkesseln steht, mit der Bibel in der linken Hand und die rechte aufs Herz gelegt, an die Überreste eines bischöflichen Denkmals gelehnt, ein evangelischer Geistlicher, die Augen zum blauen Himmel gerichtet, sinnend die lichten, leichten Wölkchen betrachtend.« Hutten und dieser Geistliche sind in Friedrichs Vorstellung Brüder in der Meditation. Die drei Chorfenster prägen sich unserem Auge stärker ein als der Sarkophag. Sie bilden Rahmen, die den Raum dahinter fassen und zum christlichen Himmel sakralisieren, mit Jenseits-Anmutung versehen.

Eine andere Entrückung geht in den Mondnächten vor sich, in deren Betrachtung Friedrich einmal einen Mann und eine Frau, das andere Mal zwei Männer versetzt. Nicht nur nimmt der Maler hinterrücks an dieser Meditation teil: Sein Standort erlaubt ihm, mehr zu sehen als seine Gestalten. Wieder bekommt eine »Zwischenfigur« – sie nimmt die Mitte des Bildfeldes ein – eine positive Rolle zugewiesen. Das lappig verlaufende Mittelfeld wird links von einer

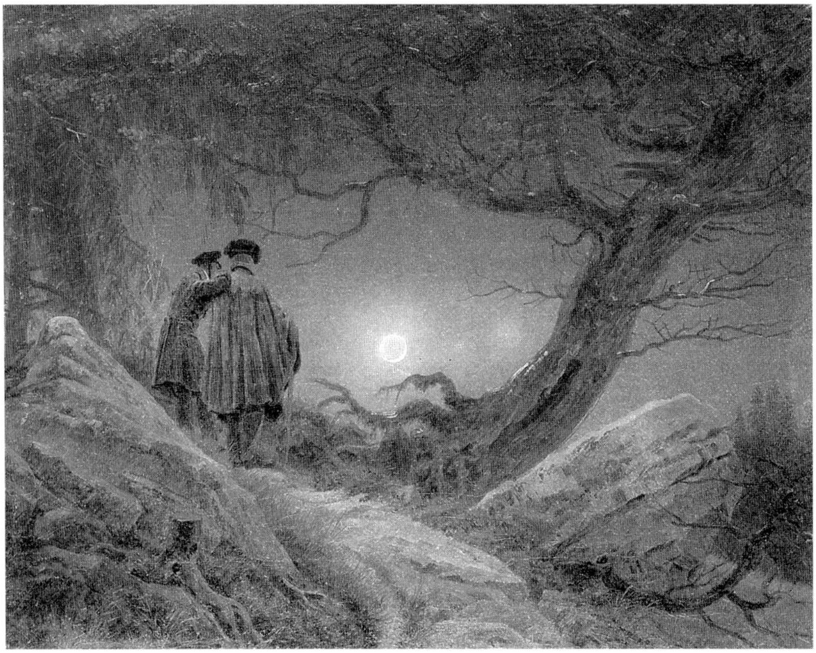

Caspar David Friedrich,
Zwei Männer
in Betrachtung
des Mondes

der beiden stehenden Gestalten, rechts von dem schrägen Stamm eingegrenzt. Sobald unser Blick dieses Areal herausgreift, verdichtet es sich zum Paradox eines Raumkörpers, der sich nicht greifen, wohl aber wahrnehmen lässt. Diese Zwischenform bekommt durch die Krallen der »Luftwurzeln« etwas bedrohlich Aggressives, woran auch die vom Stamm nach links abzweigenden Äste mitwirken: lauter Greifarme, die das Binnenfeld weniger abschirmen, als ihm angehören und es zugleich zerfressen.

Was ich mit diesen Sätzen zu vermitteln suche, lässt sich am schnellsten veranschaulichen, wenn man die »Zwischenform« zum Umschlagen bringt, d. h. sie sich mit einem Körper gefüllt vorstellt, der dann etwa so aussähe wie der tobende »Hausengel« von Max Ernst (Abb. S. 38). Ein zerschlissenes Geschöpf, eine wild gewordene Vogelscheuche, deren Gliedmaßen ihre Herkunft aus Bäumen und Wurzeln nicht verbergen.

Max Ernst verfügte über einen »Doppelblick«, der ihn dazu befähigte, in einem Wahrnehmungsinhalt einen anderen aufzudecken. Dazu verhalf ihm die Frottage-Technik, bei deren Entdeckung sich Kindheitserinnerungen einstellten: »Von einer Kindheitserinnerung ausgehend, bei der eine imitierte Mahagoni-Vertäfelung gegenüber meinem Bett die Rolle des optischen Provokateurs einer Vision im Halbschlaf gespielt hatte, betrachtete ich bei regnerischem Wetter in einem Gasthaus am Meer die Maserung des stark ausgewaschenen Dielenbodens und war betroffen von der Kraft, die davon ausging. Ich beschloß, die symbolischen Ausdrucksmöglichkeiten dieser zwingenden Gestalt zu erproben; um meinen meditativen und halluzinatorischen Kräften zu helfen, machte ich eine Reihe von Zeichnungen der Dielen, und zwar legte ich Papierbogen darüber, wie es gerade kam, und rieb die Maserung mit weichem Bleistift durch.

Max Ernst,
Histoire Naturelle

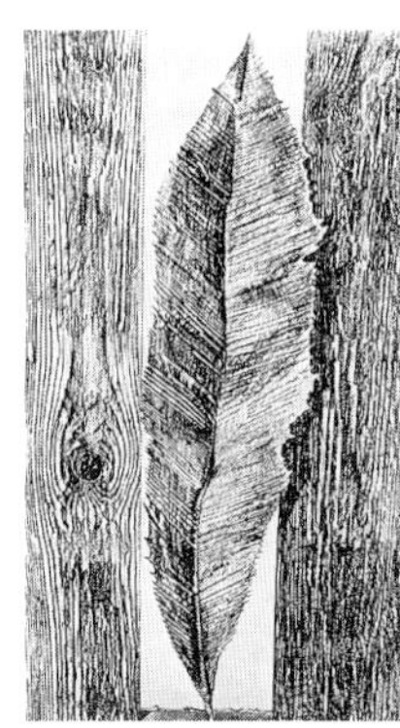

Aufmerksam betrachtete ich die so entstandenen Zeichnungen, ihre ›dunklen Partien und die zarten Halbdunkel‹, und war überrascht von der plötzlichen Verstärkung meiner visionären Fähigkeiten und von der halluzinatorischen Folge von gegensätzlichen Bildern, die sich mit der Eindringlichkeit und Geschwindigkeit übereinanderschichteten, wie es Liebeserinnerungen tun.«
Kunsthistorisch unterrichtet (er hatte in seiner Jugend Vorlesungen an der Bonner Universität gehört), zog Ernst eine Linie von seinem halluzinatorischen Blick zu dessen Ursprüngen im ausgehenden 15. Jahrhundert und referierte die Kontroverse zwischen Botticelli und Leonardo. Botticelli hatte keine hohe Meinung von der Landschaftsmalerei, er hielt sie für eine Gattung, die keines Studiums bedarf. Spöttisch bemerkte er – in der Formulierung Leonardos – »wenn man nur einen Schwamm voll verschiedener Farben gegen die Wand werfe, so hinterlasse dieser auf der Mauer einen Fleck, in welchem man schon eine schöne Landschaft erblicken könne.« Leonardo lässt das nicht gelten. Er bestreitet nicht die anregende Wirkung von amorphen Mauerflecken, aber für ihn sind sie die Keime verschiedenster Erfindungen, von menschlichen Köpfen ebenso wie von Schlachten, Meeren, Wolken, Wäldern und anderen »verwandten Dingen«. Diese Gestaltkeime entheben den Maler nicht des Lernens, denn sie lehren ihn doch nicht, »wie man irgend eine Einzelheit vollenden kann.« Darauf folgt ein vernichtendes Wort über den hochmütig diskriminierenden Botticelli: »Und jener Maler machte sehr traurige Landschaften.«

Dieser Malerdisput erhellt eine im weitesten Sinne »moderne« Wahrnehmungsdisposition. Sie kommt seit dem Augenblick ins Spiel, da die Maler anfangen, sich nachahmend mit der empirischen Wirklichkeit auseinander zu setzen und diese als objektives Korrektiv ihres Formenhaushalts zu akzeptieren. Das beginnt mit der »Renaissance«. Wer nicht in die Unverbindlichkeit von Ornament oder Arabeske abschweifen will, muss fortan sein Vokabular mit den Wahrnehmungsfakten abstimmen. Auf der Plattform dieses Kompromisses trifft sich der Positivist, für den die Dinge und Erscheinungen nur *eine* Aussagedimension haben, mit dem halluzinatorisch Veranlagten, dessen »Doppelblick« überall einen doppelten Boden vermutet. Darauf nimmt der Streit zwischen Botticelli und Leonardo Bezug.
Aus diesen Prämissen lassen sich nationale Eigentümlichkeiten entwickeln. Heinrich Wölfflin rechnete in seinem Buch »Italien und das deutsche Formgefühl« (1931) die Freude »am Spiel des Verschlungenen, am wilden Baumgeäste, Wurzelwerk und Faltenbruch« dem »deutschen Formempfinden« zu. In seinem Aufsatz »Von deutscher Baukunst« hatte bereits Goethe das Straßburger Münster den hoch erhabenen, weit verzweigten Bäumen Gottes verglichen und eine Bildnerei verteidigt, die aus den »willkürlichsten Formen« besteht, so dass sich ein charakteristisches Ganzes bildet, ohne dass das Gestaltverhältnis zusammenstimmt. Dieses Plädoyer hat eine polemische Spitze. Es stellt dem »schwachen Geschmäckler« (gemeint ist der Abbé Laugier) die starke, raue deut-

sche Seele entgegen. Das wuchernde Chaos gilt mehr als die gegliederte, mit *einem* Blick erfassbare Form, der das französische Kunsturteil den Vorzug gibt. Seine Autoritäten denken zwar ebenfalls in Ganzheiten, aber »un Tout« verkörpert für sie eine Übereinstimmung von Teilen, die sich »d'un mesme point de veue« erschließt. So Charles A. Dufresnoy, bereits ein Jahrhundert vor Diderot, in seinem Lehrbuch »L'Art de Peinture« (1673). Dort wird auch begründet, warum der Maler gewissen spröden, verfilzten Formen aus dem Weg gehen soll: Alles, was Löcher aufweist und in Stücke zerbrochen ist, was der Berührung spitz oder rau begegnet, was seine Form durch verworrene Teile verdirbt (»corrompt«), soll er vermeiden, »denn die Augen empfinden Abscheu vor Dingen, welche die Hände nicht berühren möchten.« (les yeux ont horreur des choses que les mains ne voudroient pas toucher.«) Dufresnoy schreckt vor den wuchernden Dickichten und Labyrinthen zurück, die einst das Auge und die Einbildungskraft eines Albrecht Altdorfer fesselten, heute Max Ernst, Oelze oder Bernard Schultze beschäftigen und – nicht nur für Wölfflin – als die Landstriche gelten, in denen sich das »deutsche Formempfinden« erfindend und rezipierend am liebsten ergeht. Erst vor kurzem hat Sigmar Polke in seinen »Dürerschleifen« (1991) acht sachsinnfreie Arabesken aus dem Triumphwagen Kaiser Maximilians zitiert und mit grauem Pinselgerinnsel unterlegt – die lineare Eleganz im Dialog mit verwischtem Grafitstaub. Mit diesen Zitaten stellt Polke sich in die Tradition des ersten großen Empirikers der deutschen Kunst und erinnert daran, dass dieser als leichthändiger Erfinder auch imstande war, sich ganz und gar dem Duktus einer gegenstandsfreien Linie zu überlassen.

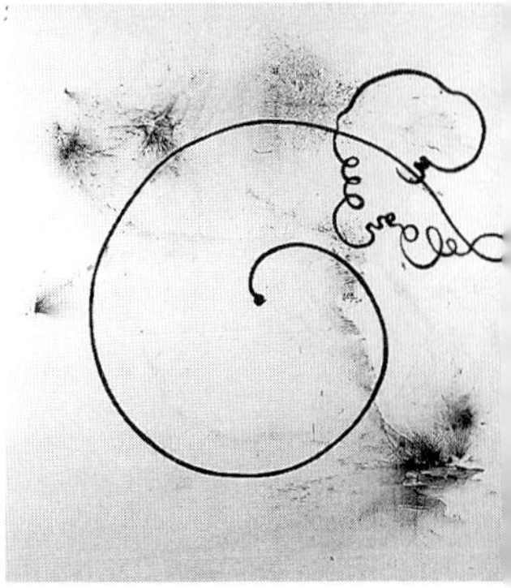

Sigmar Polke,
eine der Dürerschleifen

Ein deutscher Sonderweg? Polke scheint sich dagegen zu verwahren, denn die Titel seiner acht Bilder bringen die Arabesken auf den Punkt ernster humanistischer Gelehrsamkeit. Das geschieht so: Jedes Bild ist nach einer oder zwei der Tugenden benannt, die Dürer in Gestalt von weiblichen Allegorien den Triumphwagen des Kaisers begleiten lässt. Die beiden an der Spitze halten Lorbeerkränze und heißen Experientia (Erfahrung) und Solertia (Geschicklichkeit). So benannt, werden die ihnen von Polke zugeordneten Arabesken mit Bedeutung aufgeladen. Der Maler nimmt die Qualitäten des Kaisers für sich in Anspruch. Ein Malerfürst unserer Tage, bestreitet er sein Werk mit Erfahrung und Geschicklichkeit.

Von Dürers autonomen Linienabläufen führt nicht, wie bei Leonardo, ein metamorpher Weg zu empirischen Inhalten, folglich gibt es auch keinen Bezug zu dem verfilzten Unterholz, das als bevorzugter Aufenthaltsort der deutschen Fantasie gilt. Aber vielleicht steckt in diesen Einfällen doch ein Ansatz zu einem deutschen »Sonderweg«?

Ehe ich dieser Affinitäts-Vermutung nachgehe, sei daran erinnert, dass beide »Modi« – kraus verworrene, wie zufällig anmutende und klar überschaubare, gesetzte Komplexe – zuerst in Italien erprobt und nach ihren Kompetenzen befragt wurden. Dabei kam der Auseinandersetzung zwischen Botticelli und

Leonardo der signifikante Rang einer (möglichen) Weggabel zu, denn sie stellte zwei Bildgattungen zur Diskussion und zur Disposition: die traditionelle Figurenmalerei und die gerade entstehende, einen »Sonderweg« einschlagende Landschaftsmalerei. Letztere ist für Botticelli zweitrangig – wie noch Jahrhunderte später für Peter Cornelius. Als dieser 1825 in einem Gutachten für König Ludwig von Bayern sich zur Frage eines Lehrstuhls für Landschaftsmalerei äußerte, hielt er dieses Vorhaben für »überflüssig« und begründete seine Ablehnung so: »Die Gattungsmalerei ist eine Art von Moos oder Flechtengewächs am großen Stamme der Kunst.« Cornelius könnte seine Metaphern bei Dufresnoy gefunden haben. Es gibt Vorbehalte und Vorurteile, die keine nationalen Grenzen kennen.

Anders als Botticelli dachte Leonardo nicht in Gattungskompartimenten, denn sein transitorisches Wahrnehmen und rastloses Formdenken bewegte sich durch alle Bereiche der Wahrnehmungswelt und fasste sie zu einer Folge potenzieller Gestalten zusammen. Deshalb lassen seine Formansätze verschiedene inhaltliche »Füllungen« zu: Eine Neptunsgruppe kann in eine Schlachtszene übergehen, wie umgekehrt etwa der gestische Rhythmus des »Abendmahls« als verfestigtes Echo der Bewegungen des Wassers gelesen werden kann (Gombrich). Botticelli, auf den Maßstab der in sich ruhenden menschlichen Gestalt und ihrer idealen Schönheit fixiert, hatte für die Angebote solcher mehrsinniger Komplexe, also für das Umschlagen, keine Empfindung.

So verfügt das neuzeitliche »Formempfinden«, das wir um 1500 in Italien antreffen – dürfen wir es deshalb spezifisch italienisch nennen? – über eine Bandbreite, die von streng definierenden bis zu frei assoziierenden Sprachmitteln reicht. Es war gleichermaßen offen für den Botticelli-Weg wie für den Leonardo-Weg. Einen Beitrag zu dieser Offenheit stellt der Wolkenreiter im Himmel hinter Mantegnas »Heiligem Sebastian« (Wien) dar. Eine solche »Halluzination« erwähnt Shakespeare ein Jahrhundert später in »Antonius und Kleopatra«: ... »some time we see a Cloud that's dragonish ...«

Diesem Zitat entnahm Alexander Cozens zwei Jahrhunderte später die Lizenz zu seiner neuen Methode zur Erfindung von Landschaftskompositionen. Er setzte es auf die Titelseite seines 1785 oder 1786 erschienenen Traktates. Im Text berief er sich zu Recht auf Leonardo, denn sein Verfahren ist der Versuch, schrittweise aus hingeworfenen Pinselflecken (blots) distinkte, unmissverständliche Zeichen zu gewinnen. Dieser Klärungsprozess entspricht dem »Hineinsehen« Leonardos; er nimmt den anfänglichen Flecken ihre potenzielle Mehrsinnigkeit und schreibt dem Betrachter nur eine, nämlich die richtige Lesart vor. So steht selbst ein Künstler, der sich der Lehrbarkeit der Landschaft verschrieben hatte, immer noch unter dem von den Figurenmalern ausgehenden Rechtfertigungsdruck.

Davon wollen einige Randfiguren (von Rang) nichts wissen: Sie sind unbefangene »Kostgänger der Zufallsformen«. Als solche bewegen sie sich auf einem international begangenen »Sonderweg«. Wir treffen da Goethe (den Zeichner und den Theoretiker), Victor Hugo und Adalbert Stifter an. Wie so oft hält sich Goethe zwei Optionen offen. Im »Ehrengedächtnis«, das er dem englischen Wolkenforscher Howard widmet, spricht er sich für den unumkehrbaren Weg der Vereindeutigung aus:

»Nun regt sich kühn des eignen Bildens Kraft,
Die Unbestimmtes zu Bestimmtem schafft.«

Im 2. Brief von »Der Sammler und die Seinigen« legt er hingegen ein Bekenntnis zu spontanen Primärformen ab, das vermuten lässt, er habe Cozens' Traktat gelesen: »Das kühn Hingestrichene, wild Ausgetuschte, Gewaltsame reizte mich, selbst das, was, mit wenigen Zügen, nur die Hieroglyphe einer Figur war, wußte ich zu lesen und schätzte es übermäßig ...« An anderer Stelle nimmt er Füsslis »durcheinander ziehenden und beweglichen Träume« in Kauf.

Am Ende des 19. Jahrhunderts wird ein Franzose diesem »Sonderweg« (der keine nationalen Privilegien aufweist) neue Metamorphosen und Mehrsinnigkeiten erschließen: Odilon Redon. 1902 schrieb er in sein Tagebuch: »Der Sinn des Mysteriums ist, sich stets in der Mehrsinnigkeit aufzuhalten, in doppelten, dreifachen oder nur geahnten Gesichtspunkten (Bilder in Bildern), Formen, die sein werden oder von der geistigen Verfassung des Betrachters hervorgerufen werden. Alle Dinge mehr als suggestiv, da sie erscheinen.«

Diese Bemerkungen fallen zeitlich zusammen mit der »Traumdeutung« (1900), in der Sigmund Freud dem Traum eben die Merkmale zubilligte, die wir bei den Künstlern antreffen, die ihr »Doppelblick« (den Nietzsche sich zuschrieb) zum transitorischen Sehen ermächtigte. Der Traum ist für ihn mehrdeutig, er kennt keine Entweder-Oder-Entscheidungen, er macht Wirklichkeit und Fantasie gleichrangig und stellt Zusammenhänge des Zusammenhanglosen her.

Diese und andere Denkprozesse unterminierten das rationalistische Wertgefüge und seinen linearen Fortschrittsglauben. Die Künstler verließen die Koordinaten der Nachahmungsästhetik und begaben sich in den befreienden Sog von Traum- und Triebwelten – das besorgten die Symbolisten, die Expressionisten und die Fauves –, um während des 1. Weltkriegs die traditionelle Ästhetik und ihren Kunstbegriff dem Spott und der Verachtung preiszugeben: »Der Dadaismus hat die schönen Künste überfallen. Er hat die Kunst für einen magischen Stuhlgang erklärt, die Venus von Milo klistiert und ›Laokoon und Söhne‹ nach tausendjährigem Ringkampf mit der Klapperschlange ermöglicht, endlich auszutreten. Der Dadaismus hat das Bejahen und Verneinen bis zum Nonsens geführt. Um Überheblichkeit und Anmaßung zu vernichten, war er destruktiv.« (Hans Arp)

Aus dieser internationalen Revolte ging 1922 der Pariser Surrealismus um André Breton hervor, auch er kein Ereignis der französischen Kunstgeschichte, sondern ein euro-amerikanischer Treffpunkt aller, die gegen den Strich dachten und handelten. Wieder ging es um Kunst als Instrument der Gesellschaftskritik. In einer geschickten Volte übertrug Breton den ausufernden, assozierenden Wahrnehmungsrelationismus – in jeder evidenten »Wirklichkeit« sind andere verborgen – auf die Werttafeln der westlichen Zivilisation, um sie zu zertrümmern. In seinem Aufsatz »Der Surrealismus und die Malerei« (1928) machte er die bislang eindeutigen Gegensatz-Begriffe des Erlaubten und des Verbotenen so »elastisch«, dass Worte wie Familie und Vaterland wie »makabre Scherze« wirkten, um danach unsere »teuren Augen« zu preisen, die »das widerspiegeln, was zwar nicht ist, aber dennoch ebenso eindringlich da ist wie das Seiende ...« Auf der Basis dieser umfassenden Äquivalenz bewegt sich die gesamte Kunstpraxis der Surrealisten. Auch die Entdeckungen, die Max Ernst dem geduldigen Frottieren verdankt, sind davon gedeckt: die Assoziation dehnt das Sichtbare auf das Unsichtbare aus. 1919 gründete Ernst mit Arp und Baargeld den Kölner Dada, 1922 zählte er zu den Mitbegründern der Surrealistengruppe. Er vermittelte den Pariser Freunden die Dichtungen der deutschen Romantiker. Wir wissen nicht, ob diese Informationen C. D. Friedrich einschlossen, auch nicht, ob Ernst selbst damals bereits in dem Maler einen geistigen Ahnen erblickte. Jahrzehnte später hat er ihm ein surrealistisches Denkmal gesetzt in Gestalt der französischen Übersetzung der Texte, die Arnim, Brentano und Kleist 1810 zum »Mönch am Meer« geschrieben hatten. Es ist bezeichnend, dass er sich nicht auf die berühmte Deutung von Kleist beschränkt, sondern auch die Unterhaltungen von Ausstellungsbesuchern abdruckt, die Arnim und Brentano mitgehört haben wollen. Der Kontrast zwischen Kleists apokalyptischer Schau und den Gemeinplätzen amüsierte Ernst, der im Laufe der Jahrzehnte zu einem französischen Deutschen geworden war: Größe neben entwaffnender Plattheit, die Poesie des Erhabenen neben der Poesie der Ahnungslosigkeit. Dieser Kontrast bildet eine »Collage« von Urteilen und Meinungen, die letztlich dem Kunstwerk seine Rätselhaftigkeit bestätigt.

Die Frottagen sind ein Bindeglied zwischen den Zufallsformen, diesem alten Topos der Künstlertheorie, und der von den Surrealisten programmatisch betriebenen Diskreditierung des Schönheitsideals und des Kunstbegriffs der Renaissance, der auf der subjektiven Handschrift beruht. Um das Gewicht dieser Attacken richtig einzuschätzen, ist zu bedenken, dass die französischen Kunsterwartungen seit Jahrhunderten auf strenge Regeln festgelegt waren, für deren Einhaltung die Académie sorgte. Wie nachhaltig der Disziplinierungsdruck dieser Institution wirkte, zeigten die Ereignisse nach 1789. Auf Betreiben von David wurden 1793 die Kunstakademien per Dekret aufgelöst und von einer demokratischen Einrichtung, der »Commune des Arts« ersetzt, aber schon zwei Jahre später stabilisierte sich das Kunstleben wieder in einem Netz neuer Institutionen, die Maler und Bildhauer anspornen und zugleich beaufsichtigen sollten. Wohin mit Abweichungen von diesen Normen, die einen womöglich unfranzösischen Sonderweg einschlugen? Eine Antwort gab René Huyghe im Februar 1933, als er den formauflösenden Lichtkult der Impressionisten als »Flucht der französischen Seele« ins Nördliche, Unrationale, Unlateinische und in die »formlosen Kräfte« bezeichnete. Diese Verzichterklärung wurde prompt von Max Sauerlandt aufgegriffen. Selber ein Verfechter der »nordischen« Moderne, stellte er die Sätze von Huyghe an die Spitze seiner Vorlesungen über die Kunst der letzten 30 Jahre, einer Publikation, die noch 1935 erscheinen konnte und Sauerlandts Kaltstellung durch Hitlers Kunstpolizisten beschleunigt haben dürfte.

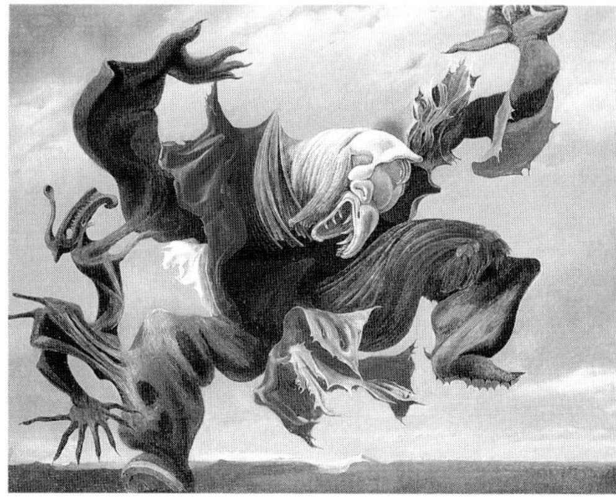

Max Ernst,
Der Hausengel

Sicher gehört die Frottage nicht zu den heftigsten Provokationen, mit denen die Surrealisten ihr Verlangen nach totaler Befreiung der Einbildungskraft betrieben. Anders als diese intim-privaten Formmeditationen ist hingegen der »Hausengel« (1937) ein politisches Manifestbild, mit dem sich Ernst am Rundumschlag gegen die bürgerliche Gesellschaft beteiligte. Dieser Angriff beschränkte sich ja nicht auf die ästhetischen Erscheinungsformen des Guten, Wahren und Schönen, sondern wollte alles vom Sockel stoßen, was den Tugend- und Gefühlshaushalt der Nation ausmachte: Familie, Armee, Kirche, Vaterland ... Gegen das Diktat der chauvinistischen, ästhetisch-moralischen Selbstgerechtigkeit lief die demaskierende Empörung Sturm: »Bestimmt sind wir Barbaren, denn eine gewisse Form der Zivilisation ekelt uns an«, verkündete stolz »La Révolution Surréaliste«. Den masochistischsüchtigen Blick auf Asien gerichtet, vollzogen die Surrealisten eine Umwertung aller Werte: »Die moderne Epoche ist zu Ende. Die Gleichförmigkeit ihrer Taten und Gesten, die Lügen Europas haben den Kreis des Ekels vollendet. Jetzt ist es an den Mongolen, sich auf unseren Plätzen zu lagern.« »Der Asianismus, wie einst der Germanismus, ist nur die erste Botschaft der Barbaren«. Als Gespenst oder Hoffnung steht die aus dem Osten kommende Verwüstung jedermann vor Augen. Gottfried Benn stellt sich den schaudernden Blick vor, den Paris auf den »berüchtigten Nachbarn« wirft, und was entdeckt es? »... am Rhein beginnen die Kirgisen« (1930). Fünf Jahre später beobachtet der alarmierte Thomas Mann das verwirrte Zurückweichen der gebildeten Welt vor dem neuen »Hunnentum«. Ein sichtbarer Botschafter der auf Europa zukommenden Vergewaltigungen ist der »Hausengel«. Doch der tobende Steppen-Derwisch hält auch andere Lesarten bereit, auf die uns sein Untertitel hinweist: »Der Triumph des Surrealismus.«

Das Frankreich, das aus dem vierjährigen Kampf mit dem »Erzfeind« als Sieger hervorgegangen war, antwortete auf die mit der Barbarei kokettierenden Verbalexzesse der Surrealisten mit patriotischer Entrüstung, zumal diese Defätisten noch 1935 ihr »unverbrüchliches Vertrauen in das deutsche Denken« bekundeten, das für sie Hegel, Feuerbach, Marx und Engels verkörperten. So wurden die Surrealisten in den Augen der französischen Bourgeoisie zu »vaterlandslosen Gesellen« in der Nachfolge der deutschen Linken, die sich dem Kaiser und seiner Kriegspolitik verweigert hatten.
Der eindeutigen Protesthaltung der Pazifisten stand am Ende des deutschen Kaiserreiches ein leidenschaftlicher, ins Maßlose sich steigernder Rechtfertigungsdrang entgegen, als dessen virtuoser Sprecher Thomas Mann mehr-

mals auftrat. Seine »Gedanken im Kriege« (1914) sind ein ausuferndes Plädoyer, das den Krieg zu einem Kulturfaktor erklärt und verklärt. Mit der Zivilisation als Gegenbild im Auge – sie ist Vernunft, Aufklärung, Sänftigung, Sittigung ... – erhebt Mann die Kultur zu komplexer Vieldeutigkeit: »Kultur ist offenbar nicht das Gegenteil von Barbarei.« Sie ist Stil und Geschlossenheit, kann aber auch abenteuerlich, skurril, wild, blutig und furchtbar sein. Ein umfassender Freibrief! Sie kann »Orakel, Magie, Päderastie, Vitzliputzli, Menschenopfer, orgiastische Kultformen, Inquisition, Autodafés, Veitstanz, Hexenprozesse, Blüte des Giftmordes und die buntesten Greuel umfassen.« Nicht erst der Krieg hat Thomas Mann für diese Sicht gewonnen. Im »Tod in Venedig« fragt er: Hat Form nicht zweierlei Gesicht, »ist sie nicht sittlich und unsittlich zugleich?«, um dann seinen Helden einem »furchtbaren Traum« zu überlassen, der diesem die ganze »Kultur (!) seines Lebens« verheert und vernichtet. Eine wüste Orgie wird als Opferritual für den fremden Gott beschrieben. »Und seine Seele kostete Unzucht und Raserei des Unterganges.« Das wurde 1911 geschrieben. Zur selben Zeit arbeitete Strawinsky in Paris an seinem »Sacre du Printemps«, der »Frühlingsweihe«, deren Uraufführung am 29. Mai 1913 einen der großen Theaterskandale hervorrief. Der geistreiche Kopf, der von einem »Massacre du Printemps« sprach, traf den Nagel auf den Kopf.

Im November 1933 legte Gottfried Benn in der Zeitschrift »Deutsche Zukunft« ein »Bekenntnis zum Expressionismus« ab, das den »furchtbaren Traum« des Gustav Aschenbach in eine Zukunftsvision verwandelt. »Was jetzt beginnt ... wird nicht mehr Kunst sein, es ist mehr, es ist weniger ...« Mehr erfahren wir zwei Seiten später: »Nicht Kunst, Ritual wird um die Fackeln, um die Feuer stehen.« Für alles das wird aber noch immer das Etikett Expressionismus verwendet: »der Expressionismus ist der extreme Ausläufer, mag sein die Maladettagruppe, die Monts Maudits, das nackte Inferno, aber er gehört zum Massiv. Latenz von zwei bis drei Generationen, und die vierte Epoche beginnt, wieder schwärmt – nah ist und schwer zu fassen – der Gott.« Wie stellte sich diesem ekstatischen Blick ein »Ritual« wie die öffentliche Bücherverbrennung dar? Mann war damals schon hellsichtiger. In »Bruder Hitler« (1939) erwähnt er einen gefilmten Sakraltanz von Bali-Insulanern, »der in vollkommener Trance und schrecklichen Zuckungen der erschöpften Jünglinge endete.« Und er sieht keinen Unterschied zwischen diesen Bräuchen und den Vorgängen in einer politischen Massenversammlung Europas – außer dem zwischen Exotik und Unappetitlichkeit.

Wenn Kultur alles einschließt, was Mann ihr 1914 in seinem Freibrief zuschrieb, dann überrascht es nicht, dass mitten im Krieg der neue, fanatische Mensch ausgerufen wurde. Er löst den bürgerlichen Menschen ab, seine Merkmale sind die neue Intoleranz und die neue Antihumanität. Zugleich aber verkörpert er eine neue Geschlossenheit und Entschlossenheit: den Glauben an den Glauben. Diese Verlautbarungen kommen nicht aus der völkischen Ecke, sondern stehen in den »Betrachtungen eines Unpolitischen« (1917). Mann, um Kontinuität bemüht, sieht den fanatischen Menschen als ein neues Wort für den gotischen Menschen.

In den Jahrzehnten zwischen den beiden Weltkriegen, das zeigen diese Streiflichter, erfasst das Klima der Gewalt das konservative, das rechte und das linke Lager. Überall verspürte man seine Faszination. (Dieses Klima hatten schon die italienischen Futuristen mit ihrer Kriegsbegeisterung vorbereitet, ehe sie sich zum Faschismus bekannten.) Manche Zynismen sind austauschbar. Im 2. Surrealistischen Manifest (1930) definiert Breton den »einfachsten surrealistischen Akt«: den Revolver in der Hand auf die Straße zu gehen und wahllos in die Menge zu schießen. Hanns Johst, ein beamteter Wortführer des NS-Schrifttums, der als Expressionist begonnen hatte, ließ einen der Helden seines »Schlageter« – die Uraufführung fand 1933 am Geburtstag Hitlers statt – sagen: »Wenn ich Kultur höre, entsichere ich meinen Browning.«
Schon Bakunin wusste, dass die Freude an der Zerstörung eine schöpferische Freude ist, und Nietzsche gab die Parole aus: »Wir müssen Zerstörer sein!« Für Virginia Woolf war James Joyce ein Verzweifelter, der meinte, um zu atmen müsse er die Fenster einschlagen. Ich führe diese Bemerkung an, weil sie auf symptomatische Weise zitiert und auf Hitler bezogen wurde, nämlich von Max Lerner, dem New Yorker Politologen, im November 1939 in dem Aufsatz »Hitler as a Thinker.«
Ein frivoler Titel? Er ist es nicht mehr als Thomas Manns »Bruder Hitler«, der noch vor dem Münchener Abkommen formuliert wurde. Mann hatte schon längst die Wendung des europäischen Geistes gegen sich selbst festgestellt, und so sah er das hilflose Europa von Hitler fasziniert und diesen zum »Mann des Schicksals« erhoben. Er selbst räumte ein, dass er ihn »fesselnd« findet, indes: »Der Bursche ist eine Katastrophe«. Er nimmt ihm übel, dass er Wagner missbraucht und »verhunzt«, dennoch kann er nicht umhin, in ihm eine »Erscheinungsform des Künstlerischen« wieder zu erkennen. Man möchte eine solche Paradoxie dem »schwarzen Humor« zurechnen, der zu den Schockwaffen der Surrealisten gehörte, wenn diese damals nicht schon bewiesen hätten, dass Hitler für sie kein Scherzartikel ist. Das hinderte sie nicht, die Nazi-Barbarei in einen internationalen Kontext zu stellen und Kirche und Bourgeoisie als die wahren Antreiber bloßzustellen. 1939 protestierten sie gegen staatlich verordnete Freskenzerstörungen in Mexiko.
Zum Glück gibt es ein Wort des späten Nietzsche, das uns helfen kann, dieses deutsch-französische, links-rechte Gemenge aus Gewaltankündigungen und Zerstörungsorgien etwas zu differenzieren:
»Das Verlangen nach Zerstörung, Wechsel, Werden kann der Ausdruck der übervollen, zukunftsschwangeren Kraft sein (mein Terminus dafür ist, wie man weiß, das Wort ›dionysisch‹); es kann aber auch der Haß der Mißratenen, Entbehrenden, Schlechtweggekommenen sein, der zerstört, zerstören muß, weil ihn das Bestehende, ja alles Bestehen, alles Sein selbst, empört und aufreizt.«

Wer gehört in das eine, wer in das andere Lager? Heute scheint es einfach, zwischen der avantgardistischen Zerstörungslust der Surrealisten und jener der reaktionären »Mißratenen« zu unterscheiden. Zu Letzteren gehören die »Schlechtweggekommenen« (Mann über Hitler).
Noch während des 2. Weltkriegs fiel die Einschätzung der Surrealisten weniger eindeutig aus. Im Grunde ist das nicht überraschend, bezog doch die »Bewegung« den Charme ihrer intellektuellen Attraktivität aus der Ambivalenz ihrer Gesten und Credos, gehörte es folglich zu ihrer Provokation, dass sie sich gerne in einem Niemandsland jenseits der weltanschaulichen Frontlinien aufhielt. Mit dem Blick auf solche Bürgerschreck-Attitüden entschied Hitler 1933 in einer Rede auf dem Reichsparteitag: »Durch bewußte Verrücktheiten sich auszuzeichnen, um damit die Aufmerksamkeit zu erringen, das zeugt nicht nur von einem künstlerischen Versagen, sondern auch von einem moralischen Defekt.« Einen solchen, als snobistische Narrenfreiheit getarnten Defekt glaubte Klaus Mann zu entdecken, als er von einem »surrealistischen Zirkus« sprach. Unter diesem Titel ließ er 1943 in der Zeitschrift American Mercury einen Angriff von seltener Vehemenz erscheinen, dessen Argumente »ad personam« seine Gesinnung in ein peinliches Licht rücken:
»Millionen sterben, die Welt fällt in Scherben. Doch Bretons Gruppe wird auf den Schwingen eines hilfreichen Engels in Sicherheit gebracht. In diesem Fall handelte es sich um Peggy Guggenheims Schwingen. Sie nahm nicht nur den surrealistischen Messias und seinen Propheten, d. h. Breton und Ernst, unter ihre Fittiche, sondern auch eine ganze Reihe ihrer Freunde. Die Gruppe belegte den Großteil der Sitze und Betten eines transatlantischen Clippers. Kurz nachdem Marschall Pétain sein Abkommen mit Hitler unterzeichnet hatte, unterschrieb die amerikanische Lady einen Scheck, und die surrealistische Familie erhob sich in die Lüfte. Max Ernst heiratete Miss Guggenheim, und der Surrealismus startete seine amerikanische Phase – mit einem der großen amerikanischen Vermögen zu seiner Verfügung.«

Wie sein Doppeltitel trägt der »Hausengel« einen Januskopf. Das Bild evoziert die Lust am Untergang: einmal als eigenmächtige dionysisch-rauschhafte Selbstverwirklichung, das andere Mal als böse, fremdmächtige Bedrohung. (Selbstbestimmung und Fremdbestimmung überlagern sich.) War demnach das Hitler-Regime, dessen Fratze der rasende Hausengel vorweist, obendrein genau das, was der Titel verkündet – der Triumph des Surrealismus in Gestalt der deutschen Diktatur?
Jean Clair würde diese Frage vermutlich bejahen. Ich verneine sie, denn wenn wir akzeptieren, dass Kunstwerke kontextabhängig sind, dann stellt der Untertitel den Bezugsrahmen her, der das Bild mehrdeutig macht. Es soll sonach Zeugnis ablegen von der Verwirrung, die sich damals der europäische Szene bemächtigt hatte. Diese »perturbation« brachte das Gesetz des Dschungels an die Macht, wie André Breton im Dezember 1942 in einem Vortrag an der Yale

University sagte, wobei er, seinem ambivalenten Denkstil treu, in den Übeltätern auch die Produkte der von ihnen betriebenen Zerstörungsprozesse erkannte: »Hitler, Mussolini und der Mikado – das Übel, das sie hervorbringen, hat sie selber hervorgebracht.«

So hatte der Krieg, mit dem Hitler Europa überzog, die Fronten geklärt, zugleich aber die Einsichtigen (anders als die Selbstgerechten) mit dem Gegner konfrontiert, den sie in sich selbst tragen. Was der »Hausengel« darüber aussagt, betrifft nicht nur die deutsche Barbarei, sondern das Grauen der europäischen Selbstverstümmelung.

Literatur- und Quellenangaben zu den Zitaten

Arp *über Dada*: Hans Arp, Unsern täglichen Traum ... Erinnerungen, Dichtungen und Betrachtungen aus den Jahren 1914-1954, Zürich 1955, S. 50

Benn, *Kirgisen*: Gottfried Benn, Frankreich und wir (1930), in: Essays, Reden, Vorträge, hrsg. v. Dieter Wellershoff, Wiesbaden 1959, S. 62

Breton: André Breton, Der Surrealismus und die Malerei (1928), in dem gleichnamigen Band Berlin 1967, S. 10; *2. Surrealistisches Manifest*: André Breton, Manifestes du Surréalisme, Paris 1963, S. 78

Breton 1942: André Breton. Situation du Surréalisme entre le Deux Guerres, Paris 1945 (nicht paginiert)

Cornelius: Ernst Förster, Peter von Cornelius, Berlin 1874, I, S. 368

Cozens: Alexander Cozens, A New Method of Assisting the Invention in Drawing Original Compositions of Landscape, 1785 oder 1786 (Neuausgabe 1977)

Ernst *über die Frottage*: John Russell, Max Ernst, Köln 1966, S. 76f.– Werner Spies, Max Ernst. Collagen. Inventar und Widerspruch, Köln 1974, S. 28

Ernst *über Friedrich*: Kleist/Brentano/Arnim, Caspar David Friedrich., Seelandschaft mit Kapuziner, illustriert und aus dem Deutschen übersetzt von Max Ernst, Zürich 1972

Freud: Sigmund Freud, Die Traumdeutung, Leipzig und Wien 1900, Zit. nach Ges. Werke II/III, London 1942, S. 224, 253, 321, 358

Friedrich *über die Kirchenruine*: Caspar David Friedrich in Briefen und Bekenntnissen, hrsg. v. Sigrid Hinz, München 1974, S. 102

Hitler *bewußte Verrücktheiten*: Ausstellungsführer Entartete Kunst, 1938, S. 30

Hölzel: Adolf Hoelzel, Über Formen und Massenvertheilung im Bilde, in: Ver Sacrum, 1901, Heft 15

Huyghe: René Huyghe in L'amor de l'Art, Februar 1933, S. 26f.

Johst: Zit. nach Joseph Wulf, Literatur und Dichtung im Dritten Reich, Reinbeck 1966, S. 131

Leonardo *Botticelli*: Leonardo, Buch der Malerei, Ludwig Nr. 60 - Joseph Gantner, Leonardos Visionen von der Sintflut und vom Untergang der Welt, Basel 1958, S. 227; *Formansätze:* Ernst H. Gombrich, Leonardo's Method for Working out Compositions, in: Norm and Form. Studies in the Art of the Renaissance, London 1966, S. 58ff.

Mann: Klaus Mann, Zit. nach Exil. Flucht und Emigration europäischer Künstler 1933–1945, AK, Nationalgalerie Berlin 1997/98, S. 131

Nietzsche *Doppelblick:* Friedrich Nietzsche, Ecco homo (Menschliches, Allzumenschliches, 6); *Zerstörer:* Aus dem Nachlaß der achtziger Jahre, Werke, hrsg. v. Karl Schlechta, III, München 1956, S. 912; ebenda, *Haß der Mißratenen*: S. 493

Polke *Dürer-Schleifen:* Sigmar Polke: Die drei Lügen der Malerei, Nationalgalerie, AK, Berlin 1997, Abb. S. 258f.

Redon: Odilon Redon, A soi-même (1902), Journal 1867-1915, Paris 1961, S. 100

Sauerlandt: Max Sauerlandt, Die Kunst der letzten dreißig Jahre, hrsg. von Harald Busch, Berlin 1935, S. 59

Saussure: Ferdinand de Saussure, Cours de Linguistique générale (1915), Neuausgabe Paris 1972

Woolf: Virginia Woolf, Max Lerner: Zit. nach Peter Viereck, Metapolitics-From the Romantics to Hitler, New York 1941, S. 175

Kostgänger der Zufallsformen: Werner Hofmann, Les écrivains-dessinateurs, in: Revue de l Art 1979, S. 7 ff.– Herbert Günther, Künstlerische Doppelbegabungen, München 1960– Herbert Günther, Künstlerische Doppelbegabungen, München 1960

Surrealisten: Maurice Nadeau, Documents surréalistes, Paris 1948

unverbrüchliches Vertrauen in das deutsche Denken: Nadeau, a. a. O. , S. 288

Nationen malen keine Bilder

Die ersten drei Abschnitte galten dem Versuch, einigen exemplarischen Werken deutscher Maler ein europäisches Bezugsfeld zu entwerfen, um ihre Sprachmittel der Vereinnahmung durch nationale oder ethnische Wunschvorstellungen zu entziehen. Die Verflechtung sollte nicht den Rang dieses oder jenes Künstlers abwerten, sondern im Gegenteil die immer wieder behauptete Abseitigkeit der Deutschen als gut gemeinte oder böswillige Fiktion entlarven. Das sei nicht als Anbiederung an die gegenwärtige Euro-Werbung verstanden, sondern als Versuch, die Diskussion zu versachlichen und von ihrem ideologischen Überbau – dem Druck der Gemeinplätze – befreien. Nichts verwirrt in meinen Augen das Urteil über die Kunst der Deutschen so sehr wie die ständige Einrede derer, die sich zur Wesensschau berufen fühlen und von den Künstlern Schützenhilfe erwarten, wenn nicht sogar fordern. Sie pochen auf das Anderssein ihres Volkes und fühlen sich am wohlsten in Wagenburgen, die ihren Insassen Bedrohung suggerieren und nur Innenansichten ihrer Welt gestatten. Als Entschädigung bekommen die Ausgegrenzten von ihren intellektuellen Beaufsichtigern eine Sendung zugeschrieben.

Wenn Thomas Mann den Deutschen 1914 bescheinigt, ihrer Seele eigne »etwas Tiefstes und Irrationales, was sie dem Gefühl und Urteil anderer, flacherer Völker störend, beunruhigend, fremd, ja widerwärtig und wild erscheinen läßt«, sperrt er seine Landsleute in einen Käfig und stilisiert zugleich ihre Tiefe zu Wundmalen, wie sie Märtyrer tragen. Deshalb muss er dem Volk einreden, es finde sich »fragwürdig« und leide »zuweilen an sich selbst bis zum Ekel.« Worauf beruft sich diese Diagnose? Wenn der Deutsche den ihm eingeredeten oder angezüchteten Minderwertigkeitskomplex gegen arrogante Selbstüberschätzung eintauscht (und das etwa auf Mallorca besorgt), reagiert er bloß mit handfester Praxis auf die Hybris seiner Intellektuellen, die keinen Superlativ scheuen, um eine Sonderklasse für das Deutschtum zu erstreiten, das Gottfried Benn 1934 so umschrieb: »diese spannungsreichste Welt, diese äußerste Vielfalt, dieses geniereichste Element des Nordens, die einzige dämonisch-metaphysische Ergänzung der Mittelmeerwelt.«

Mit so viel Einzigartigkeit ausgestattet, darf das deutsche Wesen sich über die Schranken des Anstands hinwegsetzen, die anderswo gelten. Es war kein professioneller Judenhasser, sondern ein Mann der Feder (dem ein deutsches Lexikon der Weltliteratur 1963 (!) heroische Gesinnung und opferbereite Selbstzucht bescheinigte): Rudolf G. Binding, der 1935 den antifaschistischen Schriftstellerkongress in Paris zum Anlass nahm, einen offenen Brief an Romain Rolland zu richten, wohl um einen der hartnäckigsten Freunde und Bewunderer deutscher Kultur eines Besseren zu belehren: »Wir geben zu, daß in Deutschland Menschenjagden veranstaltet werden auf solche Menschen, die wir für nichtdeutsch zu erklären uns anmaßen. Wir bekennen und nehmen nicht zurück, daß um der Abkunft, des Glaubens, der Gesinnung und Meinung Willen der Mensch verfemt, verunrechtet, ja gemartert und gemordet wird. Wir räumen ein, daß Deutschland keinen Raum hat für Marxisten, Juden, Pazifisten, Humanisten und ähnliches Gelichter. Das mag schwer sein für die Opfer, aber Gott sei Dank, deutsche Seele, deutsches Blut ist in der Lage, die Leiden anderer heroisch zu ertragen. Und was besagen die Leiden einzelner Gruppen gegenüber der herrlichen Tatsache, daß unser Volk wieder Volk wurde, daß die deutsche Seele Auferstehung, Neugeburt, vaterländischen Höhenflug feiert. Wir sind deutsch, was brauchen wir edel zu sein?«

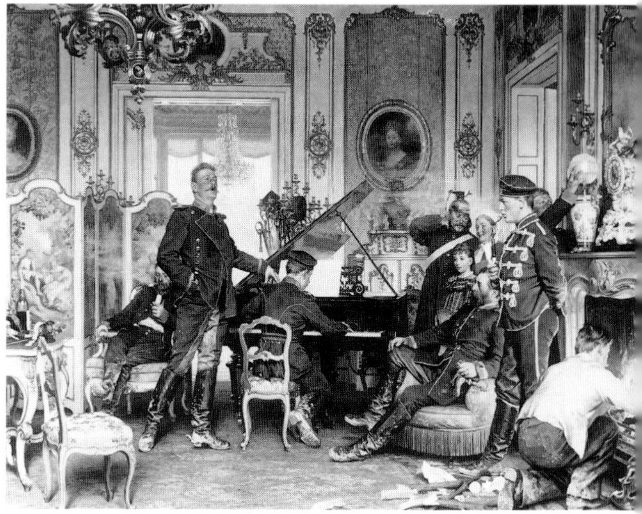

Anton von Werner, Etappenquartier vor Paris

Unüberhörbar ist wieder einmal der masochistische Stolz auf das, was die Deutschen anderen, »flacheren« Völkern »widerwärtig« macht. Nicht einmal bei Goebbels ist eine solche verblendete Selbstentlarvung anzutreffen. Als der spätere Propagandaminister 1932 in einer Rundfunkansprache den deutschen Nationalcharakter definierte, begnügte er sich mit den Klischees des patriotischen Bürgertums und nannte Treue, Fleiß, Klugheit, Mut bei Hoch und Niedrig, Idealismus und Uneigennützigkeit.

Was für solche Charakter- und Verhaltensnormen spricht, ist ihre handfeste Eindeutigkeit. Eben deshalb sind sie für die Beurteilung von kunstspezifischen Fragen nicht geeignet, umso mehr geben sie jedoch Auskunft über die Wünsche von Kollektivmentalitäten – übrigens besser als die Beschwörungen irrationaler Tiefe und dämonischer Unergründlichkeit – Dimensionen, denen die patriotischen Beckmesser misstrauen sollten, da in ihnen Ungewissheiten stecken. Sie wissen, warum sie der Kunstsprache den Vorzug geben, die den engen Normenkatalog der nationalen Tugenden bedient. Was dabei herauskommt, sind indes keine Zerrbilder, sondern die bequem ablesbaren Summen vieler Klischeevorstellungen. Wer von Kunstwerken Aufschluss über die Mentalität des Durchschnittsdeutschen der Bismarck-Ära erwartet, findet ihn in Anton von Werners »Etappenquartier vor Paris« (1894) und nicht in Menzels »Eisenwalzwerk«, im »Hüter des Tales« (1893) von Thoma und nicht in der Waldszene von Marées in Bremen. Analog ist der Aussagerang der NS-Kunst beschaffen. Die von den über sie wachenden Kunstpäpsten diktierte Wertskala wurde letztlich in Übereinstimmung mit der Stimme des Volkes und dem kollektiven Klima entwickelt, das Hitler zur Macht brachte und sie ihm erhielt. Die künstlerischen Umschreibungen dieser »völkischen« Gesundung füllten alljährlich das Haus der deutschen Kunst in München. Hausbacken und bestenfalls dröhnend heroisch, kamen diese Produkte dem Bild, das die »Volksgemeinschaft« von sich suchte, zweifellos näher als die »Ausgeburten des Wahnsinns« (so Prof. Ziegler, der Präsident der Reichskammer der bildenden Künste) nebenan in der Ausstellung der »entarteten Kunst«.

Hans Thoma, Hüter des Tales

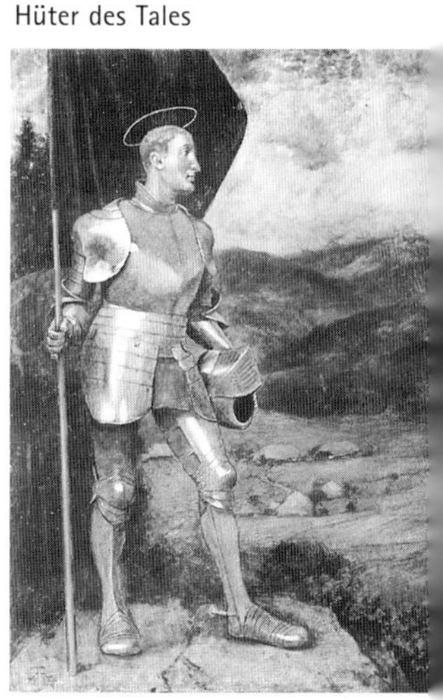

Stehen die NS-Künstler für das schlechte, also falsche Deutschland, und die anderen, aus den Museen Verstoßenen für das gute, richtige? So zu entscheiden wäre zu einfach. Die Künste haben immer wieder fremden Herren gedient und sind seit Jahrtausenden mit vielerlei Fremdbestimmungen zurecht gekommen. Deshalb bedeutet es keine Entgleisung, wenn sie im Dienst eines politischen Machtapparates auftreten. Dieser Pakt zeitigt Lügen und Klischees, wenn die ideologischen Vernutzer behaupten, die von ihnen geforderte und geförderte Kunstsprache enthalte die *einzig wahren* Botschaften, alles andere sei krank und entartet, also undeutsch. Der Hüter des Tales mag sein Amt versehen, solange er nicht zum Hüter deutschen Wesens ausgerufen wird.

Aber nicht nur die von den Nazis bemühten schlichten Klischees verfehlen die komplexe Kunstwirklichkeit, auch die irrationalen, mystischen Tiefenräume, die Mann und Benn zu den bevorzugten Wohnorten des offenbar privilegierten deutschen Geistes erklären, mahnen zur Vorsicht, denn sie erwecken Maximalerwartungen. Wer sich dem Tiefgang der nordischen Seele verweigert, macht es sich leicht und wird deshalb zum Fremdkörper gestempelt. Der Vorwurf formalistischer Verflachung ist dann rasch zur Hand. Als 1911 ein von Carl Vinnen gestarteter »Protest deutscher Künstler« breitesten Zuspruch bekam, ging es um die Überfremdung der öffentlichen Sammlungen durch allzu viele Ankäufe zeitgenössischer Franzosen, wobei auch ökonomische Interessen offen ausgesprochen wurden. Die Museumsdirektoren mussten sich die Verschwendung von Steuergeldern vorwerfen lassen. Fritz von Ostini, ein angesehener Autor, schrieb damals: »Es ist eben verdammt leichter, van Goghsche Farbwirbel, Signacsche Tüpfeleien, Cézannes gelbe Äpfel auf blauem Grunde oder Picassosche Prismen nachzumachen, als mit Böcklinscher Tiefe in die Natur zu sehen, zu malen wie Leibl, Feuerbachsche Formengröße sich anzueignen. Schule macht ja immer nur der, der den Nichtskönnern ein billiges Cliché zur Verfügung stellt!«

Aus Angst, der Oberflächlichkeit geziehen zu werden, haben auch Künstler sich zum Klischee der Rassenseele bekannt, so z. B. Ernst Ludwig Kirchner: »Wie grundsätzlich verschieden ist schon germanisches und romanisches Kunstschaffen. Der Romane gewinnt seine Form aus dem Objekt, aus der Naturform. Der Germane schafft die seine aus der Phantasie, aus der inneren Vision, und die Form der sichtbaren Natur ist ihm Symbol ...« Damit lässt sich alles beweisen. Ein Apfel, von einem Deutschen gemalt, bringt aus eben diesem Grund die Schönheit hinter der Erscheinung zum Vorschein.

Die Wesensbestimmer nehmen den Teil für das Ganze, ihren völkischen oder irrationalen Zuschnitt für die Totalität der deutschen Kunst. Eine willkürliche Auswahl von Tugenden und anderen Merkmalen wird zur Richtschnur und zum allgemein gültigen Maßstab erhoben, wodurch die Kategorien heillos durcheinander geraten. Ein einziger, stimmiger Kunstbegriff soll alles abdecken. Dabei wird übersehen, dass nur die Sprachmittel und Themen der Gebrauchs- und Auftragskünste so beschaffen sind, dass sie im Gefühlshaushalt eines Kollektivs eine identitätsstiftende Rolle erfüllen können. Gerade verlogene Bilder sind da oft die wirksamsten, wie ja auch der Kitsch hier seine Funktion hat. So weit, so gut. Dieser Kunstverschleiß wird erst dann zu einem Ärgernis, wenn ihn seine Verfechter mit einem Monopolanspruch ausstatten. Dabei kommt das letzlich kunstfremde, moralische Kriterium der unbedingten Wahrhaftigkeit und inneren Notwendigkeit ins Spiel, das beide Lager – die Völkischen und die Irrationalen – sich gegenseitig streitig machen. Dahinter steht beide Male eine Überzeugung, die den Sachverhalt wunschbildlich vereinfacht: Demnach sollen die Künste befähigt und berufen sein, die Identitätsprobleme einer Nation (ihre Komplexe und Verdrängungen) zu lösen bzw. zu beseitigen und die Frage nach dem »Wer sind wir?« zu beantworten. Das können sie nicht, aber was sie können, ist viel mehr wert. Sie können – das gilt nicht nur für die Künste hierzulande –, sofern sie sich nicht den Vereinfachern verschreiben, den massiven Umriss der Nation sprengen, die von den ideologischen Programmierern behaupteten Wesenszüge differenzieren, die Gewissheiten der Klischees in Frage stellen, kurz: im geistigen Haushalt der Deutschen so etwas wie produktive »Selbstwiderspüche« sichtbar machen. Caspar David Friedrich war ebenso deutsch wie Runge, und die von beiden nicht geliebten Nazarener waren es ebenso. Das gilt auch für Menzel und Marées, für Liebermann und Thoma, für Grosz und Schlemmer, für Polke und Mattheuer. Schon 1929 dramatisierte Kurt Tucholsky die Gegensätze, auf denen diese Offenheit beruht: »Deutschland ist ein gespaltenes Land. Ein Teil davon sind wir.« Mit dieser Gespaltenheit verhält es sich wie mit dem berühmten Glas Wasser, das für den einen halb voll und für den andern halb leer ist. Man kann aus ihr Gewinn ziehen, wenn man an Goethes Worte über das Blatt des Gingo-Biloba-Baumes denkt:

> »Fühlst du nicht an meinen Liedern,
> Daß ich Eins und doppelt bin?«

Als Beispiel für diese Doppelexistenz führe ich George Grosz an. Im Krieg verspottet er die Hässlichkeit der Deutschen und ist glücklich, »kein Deutscher« zu sein (1916/17). Im letzten Kriegsjahr flüchtet er sich ins »tief Schürfende« ... »es gilt: endgültig mit den französischen flauen Traditionen, die alle deutschen Maler fast gänzlich beherrscht haben, aufzuräumen – mit den öden Sentiment- und Flaumalern, den Cézanne, den Picasso und so fort – uns liegen schon die Belgier näher, dieses tief Schürfende hinter den Dingen ...« (22.4.1918).

Nochmals: Wer von deutscher Kunst spricht und ein gesetzmäßiges, unverwechselbares Wertgefüge bezeichnen will, bedient sich einer wunschbildlichen Fiktion, ob er nun Mann, Benn, Kirchner oder Goebbels heißt. Kunstwerke lassen sich auch nicht mit nationalem Wollen, mit ethnischen Konstanten oder mit einer Rassenseele identifizieren. Aber auch das umgekehrte Bündnis funktioniert nicht: Nationen malen keine Bilder. Wenn ich keine wechselseitige Deckungsfähigkeit von Kunst und Nation erkenne, so deshalb, weil ich den Bewusstseinsprozessen, die *hier* Kunstgebilde und *dort* nationale Identitäten hervorbringen, die organische Gewachsenheit und innere Notwendigkeit

bestreite. Aus der Nicht-Übereinstimmung der beiden Bereiche folgt jedoch nicht, dass ihre Strukturmerkmale völlig unvergleichbar wären oder gar, dass sie nichts miteinander zu tun hätten. Kunst und Nation sind einander zwar inkommensurabel, verdanken aber die Modalitäten ihrer geschichtlichen Entstehung, Veränderung und Auflösung analogen Entscheidungsprozessen. Deshalb lässt sich die Definition, die Ernest Renan von der Nation gegeben hat, auf die Künste übertragen. Die Nation ist demnach »un plébiscite de tous les jours«, eine täglich vorgenommene Abstimmung. Nicht anders kommt das Geschehen zustande, das wir als Kunstgeschichte bezeichnen: Auch seine Fakten – die Werke, ihre Anstöße und Wirkungen – sind nicht zwangsläufig entstanden, sie sind nicht aus einem Guss, sondern resultieren aus Optionen, Wahlentscheidungen für und gegen etwas, und deshalb enthalten sie mehrere Wahrheiten, aber auch Widerrufe, Sackgassen und unvorhersehbare Wendungen. Diese These schiebt die Künste keineswegs auf die selbstbezügliche Insel des *l'art pour l'art* ab, vielmehr begreift sie sie als ein offenes, fluktuierendes Bezugssystem, das die Gebrauchs- wie die Ausstellungs- und Museumskünste einschließt, folglich auch die Möglichkeit, patriotische oder politische Aussagen zu machen. Davon wird alsbald die Rede sein.
Was Tucholsky in seinem entlarvenden Bilder- und Text-Buch vor Augen führt, ist kein katastrophaler Zustand, denn jede Nation besteht aus vielen »Wir«, sie ist kein organisches Ganzes, sondern, wie die Kunst, die sie begleitet, ein vielstimmig Zusammengesetztes, weshalb das Pochen auf ihre Andersartigkeit bestenfalls als Schutzbehauptung gelten kann. Hier stoßen wir auf den Zwiespalt, den der »Historismus« in seinen deutschen Ausprägungen diesen Bewusstseinsprozessen mit auf den Weg gab. Einerseits beseitigten Herder und der junge Goethe die Geschmacksnorm des Idealschönen, indem sie das Recht jedes Volkes geltend machten, sich seine eigenen Maßstäbe zu geben, zum andern aber bezogen sie dieses neue Selbstwertgefühl auf exklusive Kategorien, aus denen wieder neue künstlerische Verhaltensnormen hervorgingen: das Echte, Ursprüngliche, auf innere Notwendigkeit Gegründete. So wurden die von der Antike abgeleiteten und als universal gepriesenen Regelkoordinaten des Idealschönen abgelöst von der Tugend der Wahrhaftigkeit und der Pflicht zu unverfälschter ethnischer Reinheit. Die Konsequenzen dieser Ideologisierung sind bekannt: zu ihren traurigsten zählt die aufs »Völkische« verpflichtete Kunst des Dritten Reichs.

Was die in den ersten Abschnitten erörterten Maler in die Topografie der europäischen Kunst eintrugen, ist ihre persönliche Aussage, sie sprechen nicht als Vollzugsorgane ihrer Nation oder ihres Volkes, sie legen keine völkischen Bekenntnisse ab. Nationen können nicht malen; sie können sich nur in Kunstwerken erkennen. Für dieses Erkennen rationale Grundlagen zu erarbeiten, gehört zu den Aufgaben des Kunsthistorikers, gleichwohl steht es ihm nicht zu, einen Beifall zu verachten, weil er sich aus wissenschaftsfremden Antrieben nährt. Die deutsche und die internationale Popularität Caspar David Friedrichs ist in unseren Tagen ein Beispiel für die Richtigkeit des Wortes, wonach der Ruhm die Summe vieler Missverständnisse ist. Auch die von Kunsthistorikern können darunter sein. Wir mögen noch so sehr betonen, dass Künstler sich als Individuen mitteilen und nicht als Vollstrecker eines kollektiven »Kunstwollens«, das sich ihrer bemächtigt und ihnen die Entscheidungen abnimmt – das hindert nicht, dass sie – bei Freunden wie bei Verächtern – als nationale oder patriotische Identifikationssymbole verwendet werden. Wir müssen das in Kauf nehmen, wenn wir das Kunstgeschehen nicht der akademischen Erörterung vorbehalten, sondern an verschiedenen Erwartungshaltungen teilnehmen lassen wollen, deren nur wenige von den Fachleuten akzeptiert werden.

Als 1973 ein großes Unternehmen sein 75-jähriges Jubiläum mit einer von der Hamburger Kunsthalle auszurichtenden Ausstellung begehen wollte, schlug ich vor, angefangen mit dem Gründungsjahr und endend mit einem Beuys von 1973, jedes Jahr mit *einem Werk* darzustellen. Beispiele aus den verschiedenen Kunstgattungen sollten auf knappstem Raum den kontroversen Geschichtsablauf in Form einer Collage darstellen. Es konnte nicht ausbleiben, dass »Kunst in Deutschland, 1898–1973« (also nicht »Deutsche Kunst«) auch zwei Künstler zeigte, die in den Jahren der NS-Diktatur das Sagen hatten. »Auch sie sind Deutschland«, würde Tucholsky gesagt haben.
Ich hielt mich dabei an ein Wort von Georg Dehio aus dem Jahr 1915. Die Geschichte wird darin als ein Ganzes aus Widersprüchen gesehen und angenommen: »Deutsche Kunst verstehen heißt: uns selbst verstehen, unsere angeborenen Anlagen und was das Schicksal aus ihnen gemacht hat, unser Selbstgeschaffenes und unser Erworbenes, unser Erreichtes und unser Versäumtes, unser Glück und unsere Verluste – alles in allem: die Kunst als etwas mit der Ganzheit des geschichtlichen Lebensprozesses unseres Volkes unlöslich Verbundenes.«
Bis heute steht eine solche Bilanz aus. Meine Fragestellung ist bescheidener und verwendet engere Blickwinkel. Ich benutze »deutsch« weder als Ruhmestitel noch als Schutzformel, treibe aber den Pragmatismus nicht so weit, alle Kunst, die von Deutschen geschaffen wurde, deswegen als spezifisch deutsch zu verstehen. Dieses Prädikat scheint mir nur für Selbstfindungsprozesse geeignet, in denen deutsche Künstler sich konkret mit Daseinsfragen, Erwartungen und Ängsten der Nation auseinander setzen. Nicht etwa der künstlerische Wettstreit mit der französischen Kathedralgotik – der ja kein Kräftemessen von Nationen war! – gibt Aufschluss über das, was deutsche Künstler als Deutsche zur europäischen Kunst beigetragen haben, sondern die Art, wie sie den von Luther gesetzten Bewusstseinseinschnitt und seine Konflikte bewältigt haben. Diese Zäsur im Blick, konzentriere ich mich auf die Künste des 19. und 20. Jahrhunderts, an deren Profil die weltanschaulichen Auseinandersetzungen hierzulande stärker als anderswo mitgewirkt haben. Davon sind heute noch die Debatten um die

Kunst der DDR geprägt. Die weltanschauliche Verklammerung hat zweifach mit Luther zu tun. Einmal geht sie auf seinen Entschluss, die Bildkünste, zu Gebrauchskünsten herabgestuft, als Waffen im Kampf um den wahren Glauben einzusetzen, zum andern nahm ihnen der Reformator damit den sakralen Auftrag und stellte sie frei: »Die Bilder sind weder das eine noch das andere, sie sind weder gut noch böse; man kann sie haben oder nicht haben.« Luther rechnet sie zu den Mitteldingen (Adiaphora): Wertfrei und neutral, sind sie nicht heilsnotwendig wie Wort und Sakrament. Des sakramentalen Ranges ebenso ledig wie der daraus erwachsenden Verpflichtungen, gerieten die Bildkünste folgerichtig in die Frag-Würdigkeit, die seitdem ihre autonome, verfügbare Existenz begleiten. Nunmehr rechtfertigt die Reflexion das künstlerische Handeln: es gerät in den (produktiven) Selbstzweifel, der verschiedene, gegensätzliche Kunstbegriffe hervorbringt. Dazu zählt einmal die Frag-Würdigkeit, die Hegel der »Kunstproduktion« einer Zeit zubilligt, die darüber hinaus ist, »Werke der Kunst göttlich verehren oder sie anbeten zu können.« Hegel redet aber nicht bloß der schöpferischen Selbstbezüglichkeit das Wort. Er stellt den Künstler in einen öffentlich-privaten Resonanzraum, der seine Tätigkeit konditioniert, ob er es will oder nicht. Der Künstler »vermag nicht etwa durch Willen und Entschluß davon (zu) abstrahieren oder durch besondere Erziehung oder Entfernung von den Lebensverhältnissen sich eine besondere, das Verlorene wieder ersetzende Einsamkeit (zu) erkünsteln ...« Die Einbindung in die »Lebensverhältnisse« kann so intensiv sein, dass die Kunstproduktion ihren Eigensinn, ihre autonome Würde einbüßt. Dann zählt das Bekenntnis mehr als das formale Ereignis, und die Hoffnung auf Erneuerung setzt sich über die gängigen Kunstvereinbarungen hinweg. So schlägt der Freiraum der Reflexion, den Luthers Lehre von den »Adiaphora« erschlossen hat, dialektisch um in neue Bindungen, die ein weltanschaulicher Auftrag an den Künstler rechtfertigt. Indes: dieser programmatischen Veröffentlichung des künstlerischen Handelns steht dessen ebenso zielstrebiger Rückzug in die Privatheit entgegen. So kommt Luthers Lehre von den »Zwei Reichen« in den Künsten zur Geltung – freilich vielfach gebrochen: Kunst wird einmal zu einer öffentlichen Kundgebung, die Obrigkeit bejaht oder radikal verneint, und sie wird zum andern zum privaten Refugium der »Innerlichkeit«. Die Spezifika, die sich aus diesen Positionen ergeben, umfassen die Empfindungskonstanten, die vom Kunstwerk Geborgenheit verlangen, ebenso aber das Erneuerungspathos etwa des Bauhaus-Manifestes oder die radikale Kunstverachtung der Dadaisten. Die Beispielreihen, die ich diesem vielschichtigen Bezugsfeld entnommen habe, ergänzen die Behauptung, Kunstwerke ließen sich nicht auf einen Volkscharakter festlegen. Hier kommt der Entscheidungsraum ins Spiel, in dem sich das Wählen von Optionen vollzieht. Es wird zu zeigen sein, dass spezifisch Deutsches nur dann in der Kunst namhaft gemacht werden kann, wenn bestimmte gesellschaftliche Inhalte das Bezugsfeld bilden und zur Wahl stehen. Dabei fällt auf, dass diese Anstöße wieder auf die »Kunst als Kunst« zurückwirken und letzlich Innovationen auf den Weg bringen.

Das zu veranschaulichen, habe ich drei Aspekte ausgewählt:
/ die mit Menzel beginnende Dekonstruktion des affirmativen Historienbildes,
/ den Rückzug in die private Sphäre von Familie und Freundschaft, und
/ die Gesellschaftskritik als Waffe in einem permanenten Glaubenskrieg, der in der Reformation seinen Anfang nahm.

Literatur- und Quellenangaben zu den Zitaten

Benn: Gottfried Benn, Lebensweg eines Intellektualisten (1934), Autobiographische und vermischte Schriften, hrsg. v. Dieter Wellershoff, Wiebaden 1961, S. 21

Binding: zit. nach Werner Fuld, Walter Benjamin. Zwischen den Stühlen, München Wien 1979, S. 250

Goebbels: Joseph Goebbels, Reden, 1932-45, hrsg. v. Helmut Heibers, Bindlach 1991, S. 54

Goethe, *Gingo-Biloba*: Auch herangezogen von Hagen Schulze, Wir sind, was wir geworden sind. Vom Nutzen der Geschichte für die deutsche Gegenwart, München 1987, S. 45

Grosz: George Grosz, Briefe 1913-1959, hrsg. v. Herbert Knust, Reinbek 1979, S. 44, 62

Hegel: G.W.F. Hegel. Ästhetik, hrsg. v. Friedrich Bassenge, Berlin 1955, *Lebensverhältnisse:* S. 57; *religiöse Verehrung*: S. 139

Kirchner: Paul Westheim, Künstlerbekenntnisse, Berlin 1925, S. 232

Luther: Werner Hofmann, Die Geburt der Moderne aus dem Geist der Religion, in: Luther und die Folgen für die Kunst, AK, Hamburg 1983, S. 30ff., bes. S. 47; *Adiaphora:* S. 47; *Zwei Reiche*: J. Heckel, Im Irrgarten der Zwei-Reiche-Lehre, München 1957

Mann: Thomas Mann, Gedanken im Kriege (1914), Essays, hrsg. v. Hermann Kurzke, 2, Frankfurt/Main 1977, S. 36

Renan: Das Zitat stammt aus einem Vortrag, den Ernest Renan 1882 unter dem Titel »Qu'est-ce qu'une nation?« hielt und im selben Jahr veröffentlichte.

Tucholsky: Kurt Tucholsky, Deutschland, Deutschland über alles, Berlin 1929, S. 231

Vinnen: Ein Protest deutscher Künstler, hrsg. v. Carl Vinnen, Jena 1911, S. 59

Ziegler *Ausgeburten des Wahnsinns*: in Führer durch die Ausstellung Entartete Kunst, zusammengestellt von der Reichspropagandaleitung, Berlin (1938)

Das Grauen der Abgründe

Menzel hat die deutsche Malerei zu den Kehrseiten von Geschichte und Gesellschaft geführt: ein Deutscher, der, wo er konnte, der Affirmation aus dem Wege ging. Er versah Historie und Genre mit den Missklängen, die der skeptische Blick aufdeckt, und er gab ihnen formale Akzente der Verstörung, von denen die Erwartungen seiner Zeitgenossen – Auftraggeber, Kritiker und Publikum – irritiert wurden. Zwischen dem vergangenen und dem gegenwärtigen Preußen spürte der Maler und Illustrator Wechselbezüge auf, die hinter die Größe und den Ruhm Fragezeichen setzten und der Legende ihre Glaubwürdigkeit nahmen. Einmal ging er sogar so weit, das Scheitern des künstlerischen Prozesses offen zu legen und auf das Bildthema, von dem es ausgelöst worden war, zurück zu übertragen. Ich meine die »Ansprache Friedrichs des Großen an seine Generale vor der Schlacht bei Leuthen«, woran Menzel von 1859 bis 1861 arbeitete.

Am 7. November 1871 sprach Jacob Burckhardt – vor dem Hintergrund der französischen Niederlage im Krieg gegen Preußen – in der Aula des Baseler Museums über Glück und Unglück in der Geschichte. Er relativierte die gängigen Glückskriterien, so auch die »Größe«, und bilanzierte, lange bevor Brecht die »Fragen eines lesenden Arbeiters« schrieb, ihren Preis: »Man kann zwar dabei nicht leugnen, daß rasch und hoch entwickelte politische Macht herrschender Völker und Einzelner nur zu erkaufen war durch das Leiden von Unzähligen; allein man veradelt das Wesen des Herrschers und seiner Umgebung nach Kräften und legt in ihn alle möglichen Ahnungen derjenigen Größe und Güte, welche später sich an die Folgen seines Tuns angeknüpft hat. Endlich setzt man

Adolph Menzel, Friedrich und die Seinen bei Hochkirch

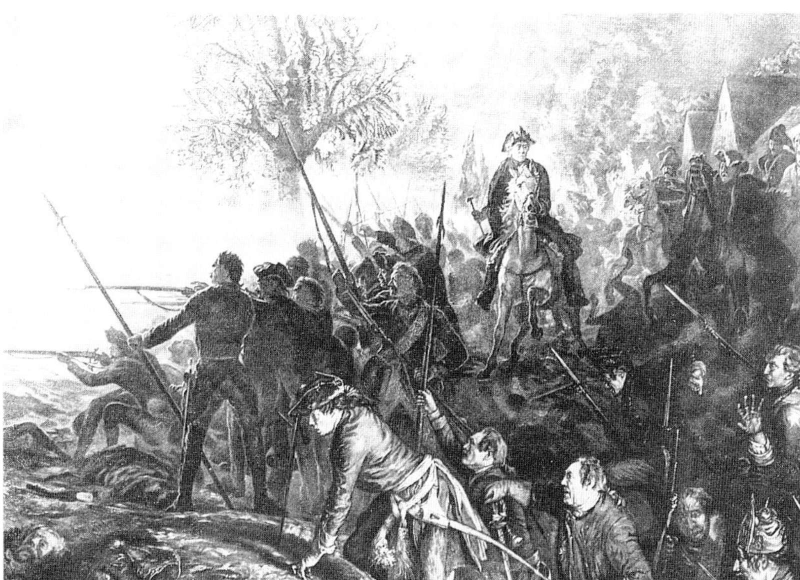

voraus, der Anblick des Genius habe verklärend und beglückend auf die von ihm behandelten Völker gewirkt.«

In seiner skeptischen Geschichtsphilosophie vertiefte Burckhardt die desillusionierende Einstellung Franz Kuglers, seines Berliner Lehrers, der 1846 in einer Vorlesung versucht hatte, den Themenkreis »vaterländischer Darstellungen« aus der affirmativen Einseitigkeit herauszuholen. Damit erteilte er dem Geschichtsbild eine Absage, das zur selben Zeit von den Schlachtenbildern des Musée de Versailles und seiner Devise »à toutes les gloires de la France« verkündet wurde. Dem hielt Kugler entgegen: »Die Geschichte ist nicht allein groß in den Thaten des Glanzes; auch in denen des passiven Heroismus, auch in denen des Schreckens und der Noth. Sollen wir die Geschicke des Vaterlandes kennen lernen und uns an diesen auferbauen und zu eignen Thaten kräftigen, so müssen wir nicht allein die sonnigen Höhen unserer Geschichte besteigen, auch mit dem Grauen der Abgründe müssen wir uns vertraut machen.« Eine solche Abgrund-Erfahrung stellte Menzel zehn Jahre später dar, als er »Friedrich und die Seinen bei Hochkirch« malte.

Die Themenwahl ist für Menzel symptomatisch und aus patriotischer Sicht bedenklich, denn der österreichische »Überfall bei Hochkirch« (so der andere Bildtitel) endete mit einer bitteren Niederlage der preußischen Truppen. Menzel sieht das Ereignis mit seinem zwiespältigen Blick, in dem sich der indiskrete des Jahrhunderts mitteilt. Seine persönliche Neigung für Überraschung und Verwirrung kommt hier auf seine Rechnung. Vor Jahrzehnten schrieb ich über das Bild: »Alles ist in Aufruhr. Die Überrumpelung zwingt zu improvisierendem Handeln. Das Unsichere, Unentschiedene und Transitorische des Augenblicks teilt sich in der schwankenden Bildkomposition mit: Es fehlt ihr der gebundene Rhythmus, der innere Halt, die straffe Akzentuierung, sie ist nach allen Seiten hin offen und fortsetzbar. Inmitten seiner Soldaten und doch seltsam von ihnen abgelöst, von Leere umgeben, taucht schemenhaft der König auf. Er ist selbst ein Überraschter, dem die Situation die Zügel aus der Hand gerissen hat. Die Ereignisse haben ihn überspielt und beinahe überflüssig gemacht. Seine Gegenwart wird nicht bemerkt, seine Befehle bleiben unausgesprochen. Für strategische Umsicht ist keine Zeit, der Augenblick fordert die persönliche Initiative jedes Einzelnen, er läßt nur die raschen Entschlüsse der äußersten Bedrängnis zu. Es gibt weder Führer noch Geführte.« Dieses Fazit unterscheidet sich von dem, das Hermann Beenken (dem das heutige Menzel-Bild wesentliche Akzente verdankt) 1944 zog. Er sah »die Gemeinschaft der Kampfgenossen« zwar »gegen das Absolute oder das noch Offene und Unbestimmte der Zukunft gestellt«, aber auch aufgerufen zu »neuartiger Teilnahme« am Geschehen, nicht ohne dabei »Bedenken« zurückzustellen. In diesem »Ja« steckt auch die verschlüsselte Distanzierung vom Gesinnungsdruck des letzten Kriegsjahres. Das wurde kompensiert durch die Wahl des »Überfalls« – Deutschland gegen den Rest der Welt! – zum Titelbild von Beenkens Buch, das noch im letzten Kriegsjahr erscheinen durfte.

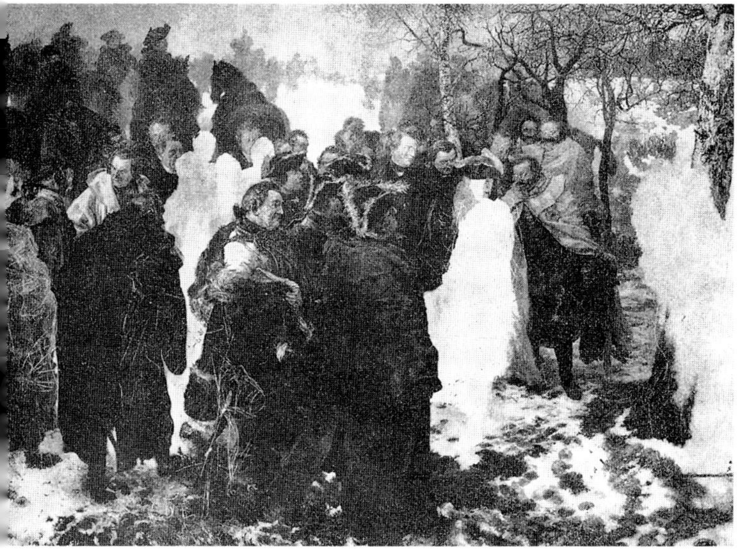

Weder Führer noch Geführte – darum geht es auch in der »Ansprache bei Leuthen«. Wieder steht für Preußen alles auf dem Spiel. Das Wissen, einer zahlenmäßig überlegenen Armee gegenüber zu stehen, gab dem König am Ende seiner Rede die Worte ein: »Nun leben Sie wohl, meine Herren, in kurzem haben wir den Feind geschlagen oder wir sehen uns nie wieder.« Menzel war nicht bereit oder imstande, das antike Pathos dieses Appells oder dessen Wirkung wiederzugeben. Er malte ein Vexierbild. Mächtige, klobige Gestalten beherrschen die Bildmitte und den Vordergrund, andere stehen abseits und diskutieren – wo ist der König? Er hat sich in weiße Unsichtbarkeit aufgelöst (und zugleich verdichtet). Er, das Würde- und Gravitationszentrum der Komposition, ist abwesend – aber ist das überhaupt eine Komposition? Menzel spiegelt uns Spontaneität vor, wie Claude Keisch anmerkt, er macht sich zum indiskreten Augenzeugen, wo er doch mit formalen Mitteln listig die Absicht verfolgt, den Herrscher zu desakzentuieren. Denn selbst wenn er die Binnenform des klaffenden Hohlraums mit dem König ausgefüllt hätte: wir sähen eine grazile, spindeldünne Gestalt, zurückgenommen und von den Umstehenden erdrückt. Im Dialog mit sich selbst hat Menzel zwar versucht, den mächtigen Offizier, der wie ein Felsriegel den Vordergrund einnimmt, aus der Mitte nach links zu rücken, aber er ließ diesen Gedanken (den eingetragene Linien belegen) doch wieder fallen. Ausgeführt, hätte diese Gewichtsverschiebung gerade die Subordination (Claude Keisch) hergestellt – ein allmächtiger Führer, dessen Aura die Gefährten respektieren –, um deren Zerstörung es Menzel zu tun war. Das Bild hätte seine Spannung eingebüßt.

Adolph Menzel, Ansprache Friedrichs des Großen vor der Schlacht bei Leuthen

Indes musste Menzel für die Destrukturierung einen Preis entrichten. Er musste das Bild unvollendet lassen, mehr noch: seine Resignation schlug sich in Verletzungen nieder, die er selbst der Leinwand zufügte oder andere vornehmen ließ. Diese sichtbaren Reuezüge zeigen, dass sein künstlerischer Verstand an eine Aporie gelangt war, eine Ausweglosigkeit, für die sich nur das Fragment als Antwort anbot. Dieser Antwort fällt der herkömmliche Typus des glorifizierenden Historien- bzw. Ereignisbildes zum Opfer. Menzel verlässt diese Kategorie, und indem er die geistige Mitte (das Gravitationszentrum) leer lässt, malt er nicht nur eine Art *rencontre manquée*, ein versäumtes Zusammentreffen, sondern demonstriert die Unmalbarkeit fürstlicher Autorität. Somit verlagert er das Thema vom Befehlsempfang in die Offenheit und Unentschiedenheit einer Situation, die keinen Konsensus erkennen lässt. Einmütigkeit darzustellen, wäre eine Fiktion, zu der Menzel sich nicht verstehen kann. Dennoch ist das Bild nicht

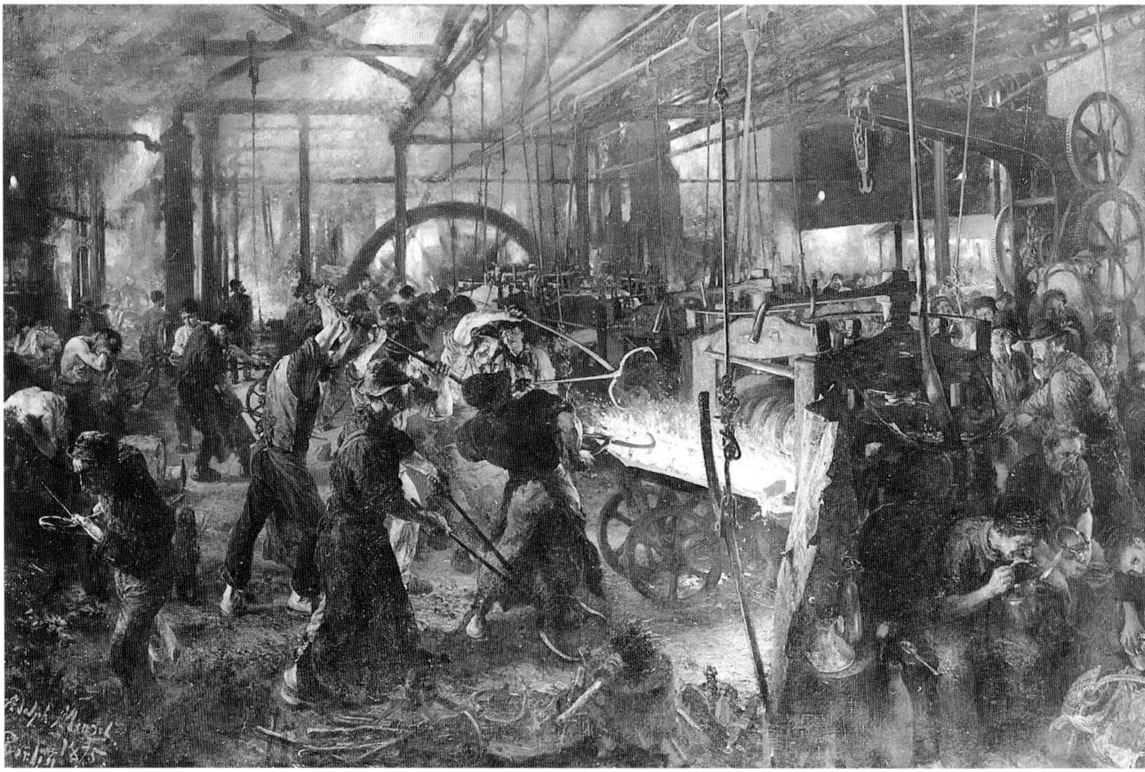

Adolph Menzel, Eisenwalzwerk

missglückt. Sein Schöpfer hat es, vielleicht widerstrebend, aufbewahrt und solcherart die Demission seiner Kunst vor der Unmalbarkeit dialektisch kompensiert. Letztlich steckt ja im weißen Fleck eine gesteigerte Bedeutung: er macht den König abwesend anwesend und zu einer physisch nicht – nicht mehr – greifbaren Instanz.

Die dem Bild verweigerte Endgültigkeit macht Schluss mit dem Herrscher- und Feldherrnkult der Historienmalerei. Das Bild ohne gemalte, physisch greifbare Mitte – das entspricht dem depotenzierenden Weltbild des Malers, das sich in vielen seiner Arbeiten nachweisen lässt, doch dürfen wir darüber nicht eines seiner wichtigsten Werke vergessen, das zeigt, wie er einen neuen Inhalt durchaus mit einem ausstrahlenden Zentrum zu versehen wusste. Im »Eisenwalzwerk« (1872–1875) ist der Herstellungsprozess auf die glühende Materie konzentriert, deren Formbarkeit den Maler (als Maler) ebenso faszinierte wie der reibungslose Ablauf der Fabrikarbeit. Menzel erprobt in diesem Ereignisbild die Malbarkeit eines neuen Themas, der Industrieproduktion, nachdem sich die Unmalbarkeit des Heldenepos erwiesen hat. Er malt die Arbeiter als anonyme, auf keinen »Führer« angewiesene Helden des industriellen Fortschritts (Jens Christian Jensen), weshalb der ursprüngliche Titel – »Moderne Cyklopen« – den monumentalen Anspruch des Bildgedankens trifft.

Ob Menzel den komplexen Arbeitsrhythmus eines anonymen Kollektivs nachvollzieht oder, den charismatischen Feldherrn aussparend, ein Dutzend prominenter Offiziere im unschlüssigen Herumstehen zeigt – immer wurzelt sein

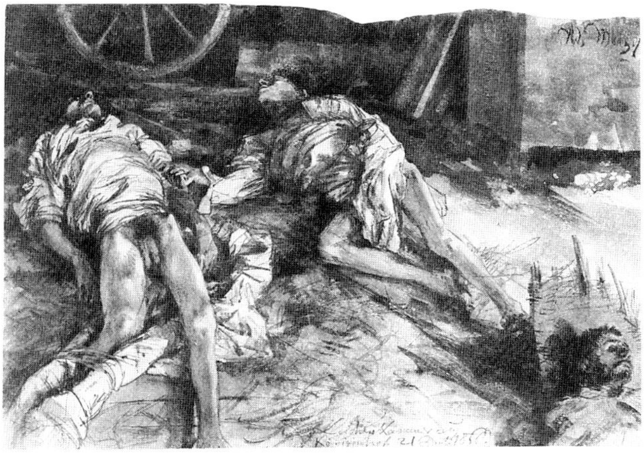

Adolph Menzel,
Drei gefallene Soldaten

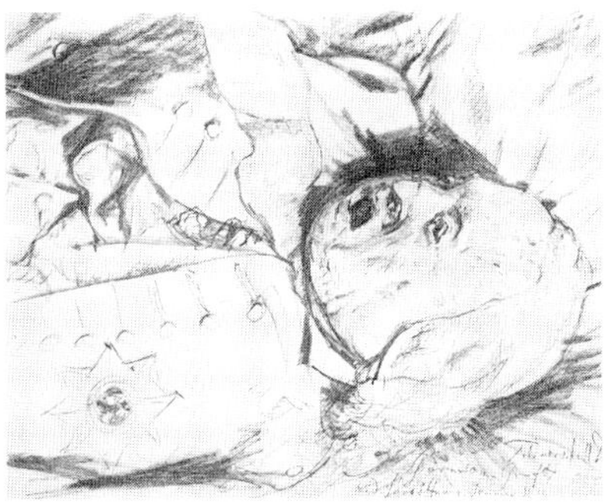

Adolph Menzel,
Leiche des
Feldmarschalls Keith

Gestaltungsvorgang im Spezifischen, im unwiederholbaren, wenn auch fiktiven Augenblick, weshalb ein Kritiker wie Max Schasler ihm vorwarf, er begreife nicht das Allgemeine, Ideale und Abstrakte der Monumentalmalerei und sei deshalb für die Ausmalung des Treppenhauses des Berliner Rathauses nicht geeignet. 1870 geschrieben, kommentiert diese Warnung einen Konflikt, dessen Anfänge sich im Vormärz abspielten. Der Streit um den richtigen Weg der deutschen Malerei wurde damals zwischen Stilisten und Realisten ausgetragen. Jene saßen in München und hatten in Peter Cornelius ihre Leitfigur, diese kamen aus Belgien (Gallait, de Keyser, de Bièvfe) und verkörperten eine den konkreten Ereignissen zugewandte Historienmalerei. Mit demokratischem Zungenschlag sprach sich Franz Kugler für die Belgier und gegen die Münchener aus, »deren Erstarrung wir befürchten müssen.«

Wann immer er konnte, versagte Menzel seiner Kunst den Fluchtpunkt des Allgemeinen und Idealen, seine Besessenheit galt zeitlebens dem Ereignis, mochte es auch geringfügig anmuten. Was er sich für die Ansprache bei Leuthen vornahm – »Es gilt hier einen moralischen Eindruck zu malen« –, bestimmte sowohl seinen Blick auf die Toten und Sterbenden, die er 1866 hinter den Linien der preußisch-österreichischen Fronten antraf – »Graus, Jammer und Stank« –, als auch seine Begegnung mit der Leiche eines friderizianischen Marschalls in der Gruft der Berliner Garnisonskirche. Beide Male »menschlicher Abfall«, dem der Zeichner über das Dokumentarische hinaus die Würde eines Vanitas-Gleichnisses gibt, ohne die konkrete Beobachtung gegen eine Symbolebene zu vertauschen.

Menzels konkrete Fantasie – sein entscheidender Beitrag zur Kunst seines Jahrhunderts – erlaubte es ihm, die Themen, die ihn fesselten, mit Widerhaken zu versehen und ihr Konfliktpotenzial auf Ausweglosigkeiten, auf Aporien zuzuspitzen. Nie tat er das augenfälliger als in der Leuthener »Ansprache«, die ja gar nicht stattfindet! Der Maler entscheidet sich, stellvertretend für die Dargestellten im Wartestand, für die Nicht-Entscheidung eines offenen Endes. Ein gemaltes Paradoxon ist das Ergebnis: ein Gemälde, das in dem Maße ein Bildzwitter ist, in dem es vor dem Kriterium der materiellen Vollendung »kapituliert« – ich wähle bewusst eine Vokabel aus der Sprache des Militärs. Aber gerade in dieser »Niederlage« verbirgt sich, wie ich vermute, der Keim einer neuen, auf Widerspruch angelegten Bildtradition. Menzel sprengt die rhetorischen Klammern und Spangen, die formale Subordination verbürgen. Er betreibt den Abbau hierarchischer Gefüge, er tilgt alles, woraus der Betrachter unbezweifelbare Wahrheiten (Botschaften) entnehmen könnte. Aus diesen Strategien der Verunsicherung und Destabilisierung konnten neue, subversive Bildformulierungen entstehen. Wir treffen sie in unserem Jahrhundert zunächst bei Max Beckmann, gegenwärtig bei Georg Baselitz, A. R. Penck und Bernhard Heisig an.

Um zum Bruch mit der Tradition vorzustoßen, musste Menzel sich in den Widerstreit mit sich selbst begeben und seine eigenen Subordinationspraktiken preisgeben. Diese kamen aus einer Neigung, die er virtuos beherrschte. Er bestritt seine zeichnerischen Anfänge mit Bilderzählungen, deren Episoden er mit Arabesken umrahmte, die ein symmetrisch sich entfaltendes Fantasiegewächs bildeten. In dieser überschaubaren Kurvilinearität waren mitunter auch Konflikte und Gegensätze untergebracht, aber sie fanden sich übertönt von den harmonischen Akkorden der Gesamtmelodie.
Menzels ambivalenter Umgang mit der Arabeske entsprach deren Doppelfunktion, auf die schon Friedrich Schlegel hingewiesen hatte: »Arabeske, diese künstlich geordnete Verwirrung, diese reizende Symmetrie von Widersprüchen.« Die Ambivalenz legt dem Betrachter eine bifokale Wahrnehmung nahe: Sein erster Blick wird vom zweiten korrigiert. Der erste nimmt Zusammenklänge wahr, in denen der zweite Misstöne entdeckt. Menzel selbst ließ die Kosmetik inhaltlicher Dissonanzen gelten, als er in einem Kommentar zum »Vaterunser« (1837) zwei Augendistanzen empfahl: »Die Fundamente der Darstellungen stellen: Schlüsselblume und Passionsblume in Arabeske verschlungen vor, von ferne gesehen(!), besteht das ganze Ding aus drei Stücken, der Herzform: Engel-Chorus, Schlussstein Christus und die Apostel, die Einfalt ... segnend die Kreuzform: Geheiliget werde Dein Name ... (der Anker) Dein Reich komme ...« In diese Großform sind für die Nahsicht verschiedene Glaubenshaltungen eingebettet: Missionspraktiken und Ketzerbestrafungen, Bekehrte und Häretiker –, die alle zusammen die christliche Religion im Widerstreit zwischen Ideal und Wirklichkeit zeigen.

Mit Widersprüchen setzte sich Menzel auch im Titelblatt zur »Geschichte der neueren deutschen Kunst« von Athanasius Graf Raczynski auseinander, in dem er seinen eigenen Beitrag zum Thema »Was ist deutsch ...?« lieferte. Im Lichtbringer Dürer zeigt er die alles überragende Gründergestalt, die die beiden Kraftfelder von Ideal und Wirklichkeit in sich vereint; darunter deren verhängnisvolle Polarisierungen in der Gegenwart: links die Inspiration, die sich an die Religion klammert, rechts die Antike als Norm, nicht zur Kenntnis genommen von zwei prosaischen Kunstjüngern mit einem Bierseidel, das dem Weihrauchfass auf der Gegenseite antwortet. In diesem Gegensatz fasst Menzel den Streit der Schulen zusammen. Werner Busch und Peter-Klaus Schuster haben die zeit-

Adolph Menzel,
Titelblatt zu Raczynskis
»Geschichte der neueren
deutschen Kunst«

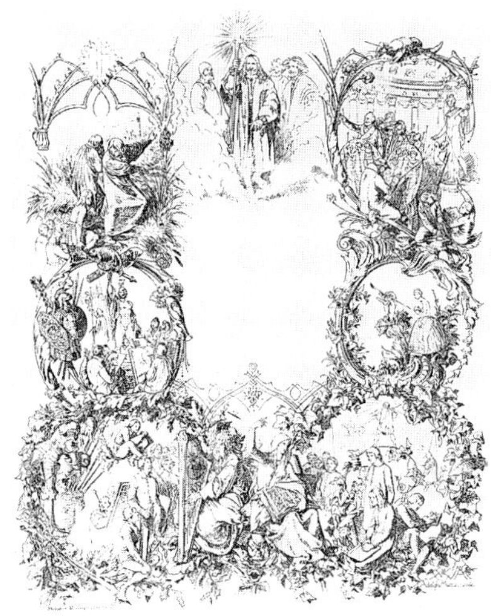

und kunstkritischen Ebenen des vielschichtigen Titelblattes herausgearbeitet. Falsche Gelehrsamkeit und falsches Empfinden machen die offizielle deutsche Kunst blind für die Herausforderungen der Wirklichkeit. So ereignet sie sich in vereinzelten Schulen und Cliquen, denen allesamt die Arabeske das Merkmal der selbstbezüglichen Erstarrung aufprägt. Als Menzel diesen kostbaren Käfig zeichnete, war er offenbar bereits entschlossen, ihn zu sprengen. Bereits wenige Jahre danach entstanden die Illustrationen zu Franz Kuglers Geschichte Friedrichs des Großen, die Menzel erstmals Gelegenheit boten, die Kehrseite des Krieges, seine namenlosen Opfer darzustellen.

In den von Napoleon unterworfenen deutschen Ländern schlug der Patriotismus der Künstler diskret verschlüsselte Wege ein. Das belegen vor allem Friedrich und Philipp Otto Runge. Letzterer bediente sich dabei des Kunstmittels der Arabeske, um seine vielschichtigen Formgedanken auszusprechen. So distanzierte er die Ereignisse zu Kunstgebilden. Runges Kreise und Polygone sind mit Lineal und Zirkel gezogen, nichts an diesem straffen »Gerüst« lässt sich mit dem schweifenden Liniengeflecht Menzels vergleichen. Als Runge 1809 das Titelblatt für die Hamburger Zeitschrift »Vaterländisches Museum« dem Thema »Der Fall des Vaterlandes« widmete, wählte er das Sechseck als Zentralmotiv der emblematischen Komposition. Von der geometrischen Regelmäßigkeit nicht erfasst sind die Pflügerin, ihr unter der Erdscholle liegender Mann und der zwischen den gekreuzten Schwertern hängende Januskopf. Dennoch beherrscht das Hexagon diese figürliche Episode und bewirkt deren Formalisierung, mit andern Worten: die gleichnishafte Erhöhung eines Ereignisses.

Philipp Otto Runge,
Der Fall des Vaterlandes

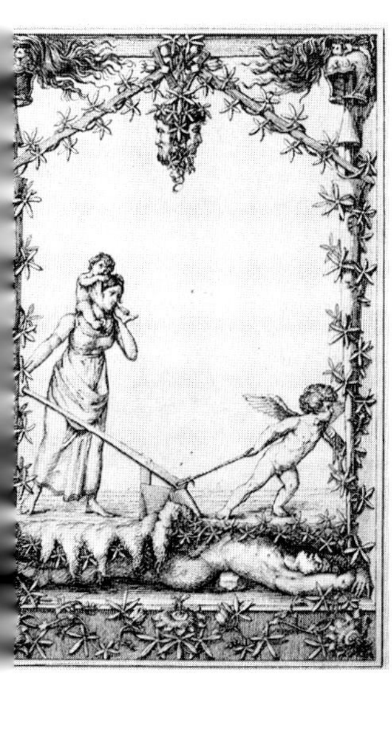

Der zeitgenössische Hintergrund stellt sich so dar: Seit der Niederlage Preußens (1806) war Hamburg von den Franzosen besetzt und 1810/11 sogar kurzfristig als Departement Bouche d'Elbe dem napoleonischen Reich eingegliedert. Die Zeitschrift »Vaterländisches Museum« sollte dem patriotischen Widerstand eine intellektuelle Plattform auf hohem Niveau geben. Die Brüder Schlegel, Schleiermacher, Arnim, Görres, Rumohr u. a. sagten ihre Mitarbeit zu, Goethe reagierte ausweichend auf das 1809 ausgeschickte Rundschreiben, das die redaktionellen Zielsetzungen nicht ohne Leidenschaft, aber vorwiegend doch mit bedächtiger Gründlichkeit darlegte. Ich gebe den ersten Absatz wieder: »Durch die in den Octobermonaten der lezten Jahre ausgebrochenen Gottesurtheile sind wir Deutsche auf den Wendepunct gekommen. Die heftigsten Erschütterungen haben endlich das Vaterland aus seiner Lethargie geweckt; wir sehen, was ist; nicht was wir zwischen Schlaf und Wachen als daseyend wähnten. Wir sind, laßt es uns nicht länger verhehlen, ein unterjochtes Volk geworden; unsere äußern Streitkräfte, da es ihnen an innerer Einheit und belebendem Geiste gebrach, haben der Gewandtheit und Consequenz des kühnen Nachbars unterliegen müssen; das Band, das national uns zusammenhielt, ist gelöset, und unsere Gesetze, Verfassungen und Einrichtungen können sich des fremden Einflusses nicht länger erwehren. Alles wird sich nach Einer Norm, zu einerley Gestalt bequemen müssen.«

Daran schließen sich verschiedene Erwägungen: über die Gründe der französischen Überlegenheit (ein Volk, »das ungleich gewandter ist, als wir, das jeden Gegenstand sogleich practisch durchschauet ...«), über den Gang der Geschichte (»Die Weltgeschichte hat ihre Freyheit: aber auch ihre Notwendigkeit«), über den deutschen Freiheitsbegriff (der Deutsche entsagt »lieber den Bequemlichkeiten des Lebens, nur um unabhängig zu seyn von Fürst und Staat«, weshalb es ihm an »Gemeingeist« mangele) und über die Bedeutung der Reformation (»Die Völker danken ihr, und somit dem tiefen Gemüthe der Deutschen, die Erhaltung der Sittlichkeit und Wahrheit.«)

Diesem differenziert vorgetragenen patriotischen Bekenntnis entspricht Runges verschlüsselte Komposition insofern, als sie Prinzipien darstellt, denen die Fakten untergeordnet sind. Das macht sie vieldeutig. So scheint der Januskopf bis heute nicht befriedigend gedeutet. Friedrich Gross hat vorgeschlagen, in ihm einen Zwitter aus einem Germanenkopf und den Zügen Napoleons zu sehen. Das hieße, dass die Schicksale der Franzosen und der Deutschen komplementär miteinander verklammert sind. In dieser Bindung, könnte man schließen, wäre demnach der Gegensatz von Notwendigkeit und Freiheit dialektisch vermittelt. Auch der Tote und die Pflügerin (von Daniel Runge als dessen Witwe benannt) enthalten verschiedene Lesarten. Jens Christian Jensen wählte eine christologische Deutung: »Runge macht hier das Evangelium zum Evangelium der Deutschen: ›Wer sein Leben lieb hat, der wird es verlieren, wer es aber verliert um meines Namens willen (d. h. für Deutschland), der wird es erhalten. Sodann aber hat es mit uns keine Not.‹« Friedrich Gross dachte an die Umkehrung der Arbeitsteilung im Sinne der Emanzipation der Frau. Diese übernimmt die Arbeit des gefallenen Freiheitskämpfers. Immer wieder wird Holbeins Toter Christus als Vorbild für den nicht getrösteten Opfertod genannt. Dahinter steht der byzantische Heilig-Grab-Christus.

Wie kontextabhängig das Motiv ist, zeigt sein Nachleben. Bei Holbein, der an eine Predella gedacht haben mag, ist der distanzlos wiedergegebene Leib dem heilsgeschichtlichen Zusammenhang entzogen. Das macht ihn verfügbar – etwa

Hans Holbein, d. J., Der Leichnam Christi im Grabe

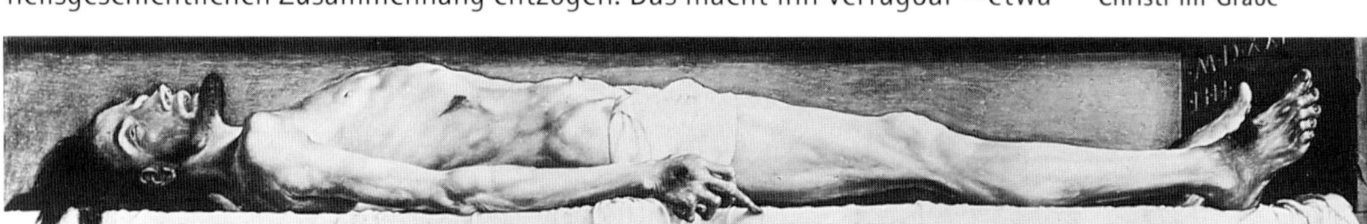

Käthe Kollwitz,
Aus vielen Wunden
blutest du, oh Volk

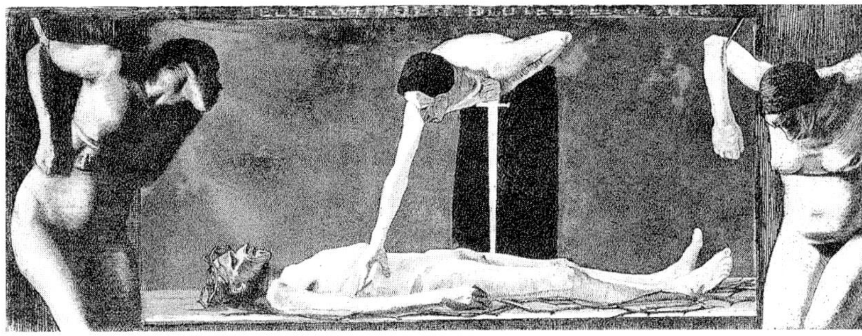

für den toten Abel von Füssli (worauf schon Berefelt hingewiesen hat). Diese Verfügbarkeit schließt indes auch die Resakralisierung ein. Sie beginnt mit Runge und führt über Pietà-Darstellungen von Arnold Böcklin (1873), Max Klinger (1890) und Franz von Stuck (1891) zu Käthe Kollwitz' »Aus vielen Wunden blutest du, oh Volk« (1896), wo der Tote (=das Volk) von zwei nackten, an Pfählen gefesselten Frauen flankiert ist, die sich auf die beiden Schächer der Kreuzigung beziehen – so entsteht ein Pseudo-Triptychon. Am vorläufigen Ende dieser Reihe steht Werner Tübkes »Chilenisches Requiem« (1974).

Alle diese Darstellungen geben der mehr oder weniger entblößten Leiche die Feierlichkeit, die ihr der sachliche Holbein genommen hatte. Nochmals: diese Resakralisierung kann ebenso dem Schicksal einer unterdrückten Klasse (Kollwitz) wie dem eines fernen Volkes (Tübke) gelten. Auch als Requiem der Deutschen wäre sie demnach vorstellbar. Zugleich aber enthält diese Totenklage eine allgemein-menschliche Symbolebene.

Was Runge anlangt, übersehen die im christlichen Bezugsfeld verharrenden Deutungen eine wichtigen Umstand. Die Frau kommt beim Umpflügen der Erdschollen der Leibesmitte des Toten so nahe, dass sie sein Geschlecht verletzen könnte, weshalb ich nicht ausschließe, dass Runge einen, allerdings seltenen, Stich von Leon Davent gekannt hat, der einen liegenden Satyr, die Arme hinter dem Kopf gefesselt, zeigt, den eine Nymphe mit einer Sichel entmannt. Dieser Ritualmord erinnert an Kronos, der seinen Vater Uranos mit seiner Sichel entmannt. Runges Interesse an den dunklen, mythischen Ursprüngen der Menschheitsgeschichte, das seine Schriften belegen, rückt den »Fall des Vaterlandes« und dessen schmerzhafte Wiedergeburt in die Nähe einer mythischen Verstümmelungspraxis.

Indes: Gestützt auf sein geometrisches Gerüst nimmt Runge die implizite Grausamkeit der Pflügerin zurück und formalisiert sie. So entsteht ein Gleichnis, das auf die zeitgenössischen Ereignisse keinen Bezug nimmt. Der vorsichtigen Redaktion der Zeitschrift schien das nicht zu genügen. Sie fand die Darstellung »gar zu schneidend (!) deutlich, um nicht Anstand zu finden.« In Runges neuem Entwurf fehlen der Tote und die Pflügerin.

Die von Holbeins Christus bis zu Tübke reichende Tradition des quer zum Beschauer liegenden Leichnams kompensiert die brutale physische Nähe mit der abgehobenen Würde einer Aufbahrung, wodurch der Tote »geborgen« wirkt. Von dieser sakralisierenden Tradition wird er als monumentale Ganzheit aufgefasst. Menzel ignoriert das stabilisierende Pathos: Seine Toten und Sterbenden von 1866 sind nicht aufgebahrt und in einer Totenbeweinung aufgehoben, sondern achtlos weggeworfen.

Dieser kreatürliche Aspekt, das hilflose Hingestrecktsein, begegnet in Meidners Apokalyptischer Landschaft (1913) und in Sittes Hommage à Lovis Corinth (1966). Vorbild ist nicht Holbein, sondern Mantegnas »Christo in scurto«, der in die Tiefenachse des Raumes gelagert ist. Am intensivsten hat sich Max Beckmann mit diesem Topos auseinander gesetzt, zum ersten Mal in der Radierung »Leichenhaus« (1915) und im Jahr danach in der riesigen »Auferstehung« (3,45 m x 4,96 m). Wie Menzels »Ansprache bei Leuthen« ist Beckmanns Bild unvollendet geblieben, genauer: es erweist den Bildtypus der herkömmlichen religiösen Historie als unmalbar. Beckmann lässt keine Auferstehung geschehen, wie der Titel irreführend ankündigt, da für ihn – das hat ihn der Krieg gelehrt – keine Erlösung mehr vorstellbar ist. Dietrich Schubert hat gezeigt, dass dem Maler ein apokalyptisches Menschheitsgericht vorschwebte. Er wollte die Wortverkündungen der Offenbarung des Johannes und von Jean Pauls »Rede des toten Christus vom Weltgebäude herab, daß kein Gott sei« (1789) in eine Bildvorstellung der totalen Desolation und Heillosigkeit umsetzen. Dabei geriet er an die syntaktischen Grenzen seiner Sprachmittel, weshalb er sie nicht zu einem Kontinuum fügen konnte, sondern im Zustand der Zerstückelung und des Zerbrechens stehen ließ. Mehr als ein Dutzend Ereigniszellen sind aneinander geschoben. Wo Menzel Arabesken vermitteln ließ, begnügt Beckmann sich mit klaffenden Leerräumen, so dass kein Weg aus den abgekapselten Zellen herausführt. Für diese Zerklüftungen bietet sich das Wort vom Zusammenhang des Zusammenhanglosen an. Mit diesem riesigen Fragment, dessen Teile sich dem Ganzen verweigern, führt Beckmann die expressiv-deformierende Sprache der deutschen Malerei in die Prozesse der Desintegration, auf die Picasso ein Jahrzehnt zuvor in den »Demoiselles d'Avignon« abzielte. Picasso griff auf die kantigen Volumina afrikanischer Masken und iberischer Skulpturen zurück, indes Beckmann sich mit spätgotischen Malern wie Jan Polack (aus Krakau) auseinander setzte. Beide Maler verschränken »Formzertrümmerung und Formaufbau« – so hieß ein 1919 erschienenes Buch von Otto Grautoff.

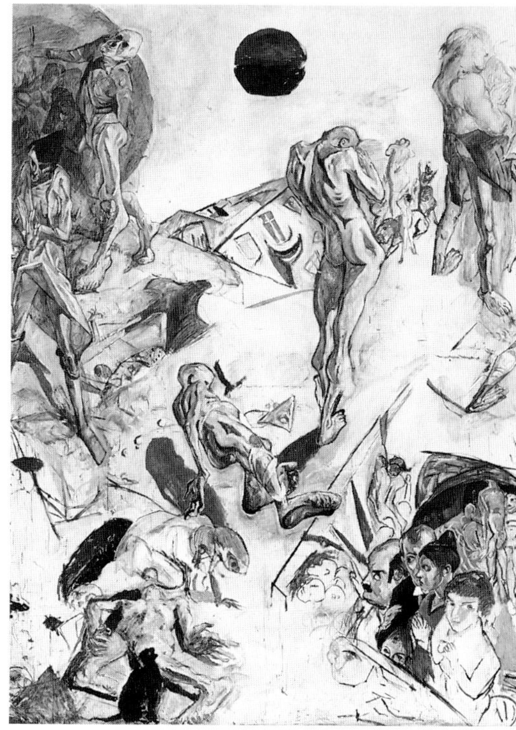

Max Beckmann, Auferstehung, Ausschnitt

Dieser dialektische Doppelvollzug, der sich bereits in der Leuthener Ansprache ankündigt, lässt sich formal nur als Gratwanderung bewältigen. Das wusste auch Max Beckmann. Er riskierte ebenfalls den Blick in das »Grauen der Abgründe« und malte gegen die Formregeln der Subordination an, zugleich verstrebte er die vereinzelten Zellen seines Trümmerfeldes zu einem sperrigen Kaleidoskop, so dass ein fragiles Gleichgewicht entstand: ein zersplittertes Ganzes, das gerade aus den (spitzwinkligen!) Splittern seinen Zusammenhalt empfängt – doch ist es ein Zusammenhalt auf Widerruf!

War Menzel in der »Ansprache« an die Grenzen des dokumentarischen Realismus vorgestoßen, um dem Bildthema seine offizielle Würde und formale Ganzheit zu bestreiten, engagierte sich Beckmann ebenfalls in einer Zweifronten-Polemik. Er profanierte die »Auferstehung«, indem er ihr das religiöse Zentrum, die Heilserwartung, entzog, und zugleich erfand er eine brüchige »Kunstgestalt«, die sich der expressionistischen Ausdrucksspontaneität korrigierend bemächtigt. Nicht die ungestüme Entladung von Empfindungen, sondern ein vielgliedrig aufgebauter Menschheitsuntergang wird hier vorgeführt. In dem Maße, in dem diese Endzeitvision »Kunstgestalt« annimmt, also formalisiert wird, vernachlässigt sie ihren entscheidenden Anlass, den Protest gegen den Krieg, und gibt der Apokalypse die Merkmale einer unabwendbaren kosmischen Katastrophe. Das Allgemeine versöhnt mit dem Besonderen, der Protest schlägt in das Aufzeigen hilfloser Resignation um.

Auf solchen und noch riskanteren Gratwanderungen treffen wir die Maler der Gegenwart an. Ihr Widerstand gilt nicht nur der Tragfähigkeit traditioneller Verfahren, er erstreckt sich auch und gerade auf den Monopolanspruch der avantgardistischen Moderne. Darin äußert sich umfassende Insubordination. Zurückgewiesen wird mehr als das seit der Erfindung der Zentralperspektive gültige System subordinierter Formbeziehungen. In Zweifel gezogen und schließlich demoliert wird auch deren inhaltliches Äquivalent: das Bild einer Welt, in der zwischen oben und unten, Hauptsache und Nebensache eindeutige, unwiderrufliche Unterscheidungen getroffen werden.

Am verblüffendsten wurde diese hierarchische Stabilität buchstäblich aus den Angeln gehoben, als Georg Baselitz sich entschloss, seine Bilder auf den Kopf zu stellen, richtiger: sie »verkehrt herum« zu malen. So verhalf er sich zu der Erfahrung, die Kandinsky machte, als er den Gegenstand eines »Heuschobers« von Monet nicht erkannte. Damit war für ihn »der Gegenstand als unvermeidliches Element des Bildes diskreditiert.« Auch an ein ärgerliches Wort von Goethe über C. D. Friedrich wäre zu erinnern, das am 11. Sept. 1815 im Gespräch mit Sulpiz Boisserée fiel: »Mahler Friedrich seine Bilder können ebenso gut auf den Kopf gesehen werden.« Baselitz hat seine Absichten so formuliert: Die verschobenen »Dinge« werden nun »potent als Motiv und erledigen das Wie, das Was und das Warum« – wofür die »Konventionen« zuständig sind.

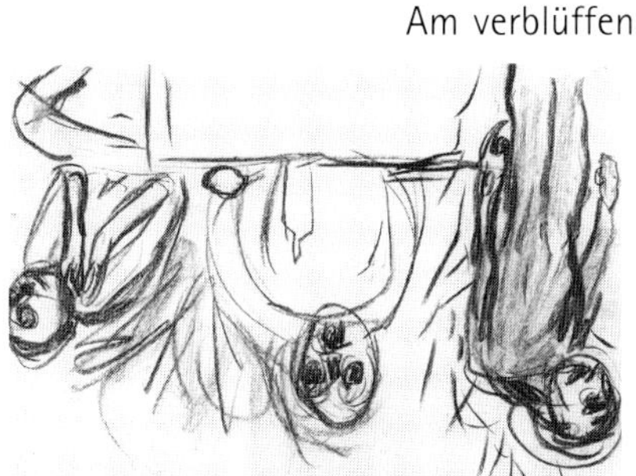

Georg Baselitz,
Nachtessen in Dresden

Sein die Konventionen von Jahrhunderten außer Kurs setzender Kunstgriff erspart dem Maler die gängigen Formen der »erschwerten Wahrnehmung«

(Šklovskij) deren Vokabular er witzig, aber mit der Umsicht des entschlossenen Abstinenzlers verzeichnet: Regressionen (spielerische Tendenzen, Bilderschrift), Verzerrungen (Zuckerbäckerei, schwülstiges Pathos), Verdichtungen (Bildsalat), Neomorphismen (monströse Neubildungen), Verdichtungen (Kombination heterogener Materialien), Zerfall (Missachtung des Raumes, bruchstückhafter Unsinn). Am Ende dieses wohl umfangreichsten Kataloges der modernen Lizenzen sagt Baselitz, was ihm seine Verzichte einbringen: »Das Bild ist bar aller Zweifel«. Wenn damit Eindeutigkeit gemeint ist, wären Zweifel anzumelden, zumal es auch den Satz gibt: »Was ich mache sind keine Bilder«. Baselitz gibt den Dingen die Verfügbarkeit wieder, die ihnen die orthogonale Bildregie vorenthielt; es stellt sie so ostentativ auf den Kopf, dass die Erinnerung an ihre herkömmliche Wiedergabe als einkalkulierte Irritation erhalten bleibt. Verführe er anders, ginge seinem Malakt das balancierende Sowohl-als-auch verloren, das sein Doppelblick ihm zuspricht: Der Maler will zerstören und er will aufbauen, er will erschrecken und er will friedlich sein, »eben wie jedermann ist er.« Dieses Werben um Vertrauen ist Taktik, es geht auf Distanz, wenn Baselitz ein Wort von Gottfried Benn zum Credo erhebt. Die Kunst »bleibt eigengesetzlich und drückt nichts als sich selber aus.« Folglich hat der Künstler ein asoziales Verhältnis zur Gesellschaft. Mit solchen Äußerungen weist Baselitz jeden Ideologieverdacht von sich, desgleichen Vermutungen, die ihn, wegen seiner heftigen, bewusst barbarisch-ungepflegten Handschrift, dem Lager der Ausdruckskünstler zuweisen möchten. Mit Visionen will er nichts zu tun haben. Für Baselitz hat jede Tür zwei Seiten: »Durch das Schlüsselloch kann ich hineinschauen, aber auch heraus.« Das könnte Marcel Duchamp gesagt haben. Dieser »durchschauende« Doppelblick begegnet letztlich immer sich selbst. Wie in Nestroys Paradoxon – wer ist stärker, ich oder ich? – steht Baselitz gegen Baselitz, fragend und zugleich antwortend. In der Nachfolge der Subversionen von Menzel und Beckmann gibt er dem Zweifel am herkömmlichen Bild das Gewicht einer verwirrenden Affirmation – verwirrend deshalb, weil sie das, was sie in Frage stellt, nicht beseitigt, sondern als Negation der Negation dialektisch in sich aufbewahrt.

Baselitz betreibt die Kunst als Passage. Als Zwanzigjähriger verließ er 1958 die DDR und ließ sich in West-Berlin nieder. Der Wechsel von Deutschland nach Deutschland hat seitdem seine Erfahrungen mit der Nation und ihren Staatsformen geprägt. Daraus entwickelte er sein demonstratives Ohne-mich-Weltbild. Es wendet sich gegen die politische Ideologie des Ostens, die den Künstler für ihre Zwecke vergesellschaften will, und gegen die artistische Ideologie des Westens, die ihn fortwährend auf die Suche nach »Neomorphismen« schickt. Deutschland ist für diesen Maler weniger ein Haus als eine Tür mit zwei Seiten.

Auch A. R. Penck verspürt im deutsch-deutschen Januskopf das »dramatische Ringen verschiedener Kräfte«, doch reflektiert er es nachhaltiger als sein Freund

A. R. Penck,

Systembild

Weltbild

Quo vadis Germania?

Westen

Osten

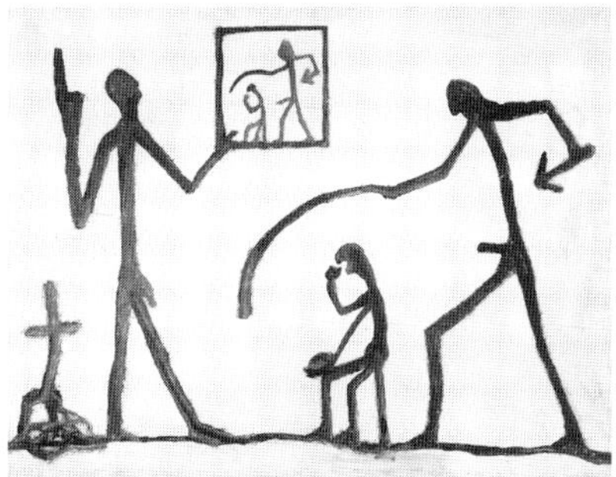

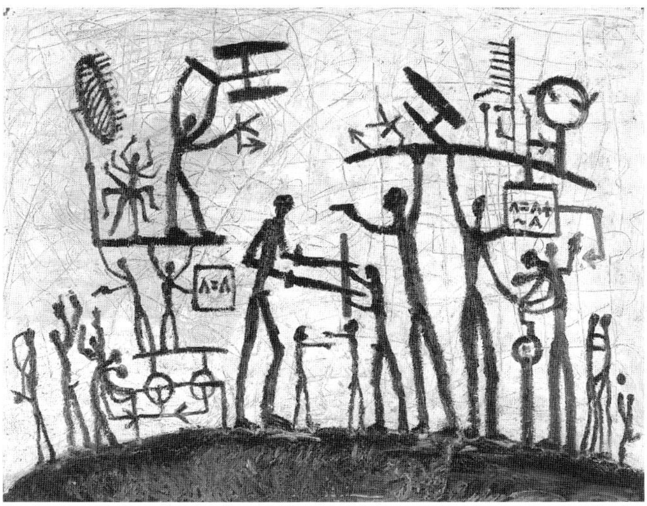

Baselitz. Als der 1939 in Dresden geborene Ralf Winkler 1980 von den Behörden der DDR, seinem Antrag entsprechend, ausgebürgert wurde, war er in der Bundesrepublik bereits bekannt. Seine eingeschmuggelten Arbeiten und die Story seines nonkonformistischen Lebensstils trugen ihm im Westen das prickelnde Etikett »Dissident« ein. Diese Schublade ist zu eindeutig, sie erfasst nicht Pencks Persönlichkeitsstruktur und deren Entsprechungen in seinen Werken. Beide stellen sich in verschlüsselten »Übergängen« dar – Pencks Wort für das, was ich Passagen nenne. Auch er blickt durch die zwei Seiten einer Tür. Seine ersten Beiträge zum Thema Deutschland waren die 1959/60 entstandenen »Systembilder«, die in der ideologischen Trennung merkwürdige Übereinstimmungen und Symmetrien erkennen lassen. Da ist eines, dessen

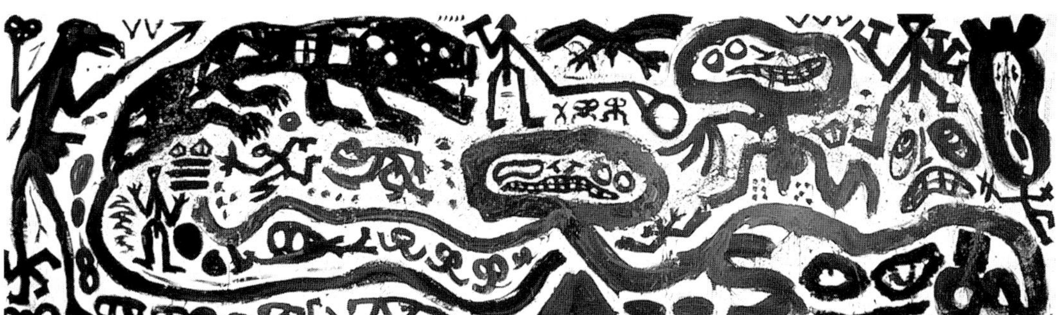

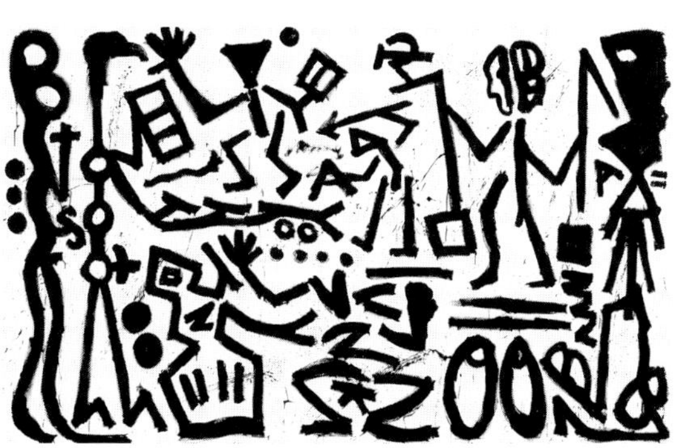

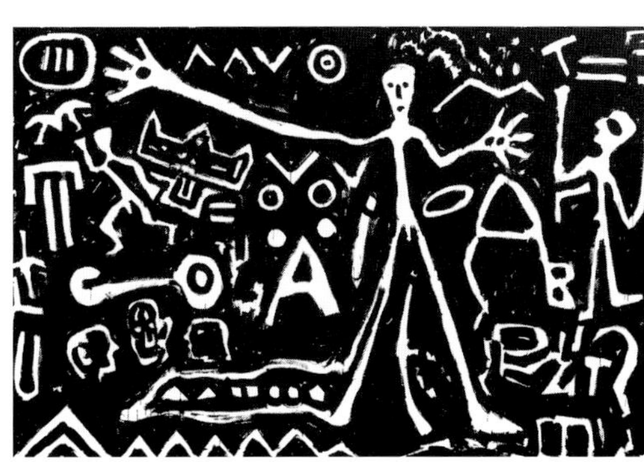

Entschlüsselung sich für mich so einfach darstellt, dass ich befürchte, einer falschen Fährte aufzusitzen. Zwei einander konfrontierte Strichmänner stehen für die beiden weltanschaulichen Lager. Der bewaffnete (östliche) hält einen geräthaft verlängerten Arm (eine Sichel?) über eine sitzende Gestalt – beschützt oder bewacht er sie? Wahrscheinlich beides. Der andere hat einen Arm zum Verkündergestus eines Predigers erhoben, mit dem anderen hält er ein Abbild des Sitzenden von der Gegenseite. Die künstlerische Interpretation überlässt dem Widerpart das Handeln.

Penck sieht in den deutschen Zuständen zwar nicht den Nabel der Welt, aber doch die Weltkonflikte zum Knoten verdichtet. Davon handelt sein »Weltbild« (1961), das die Gegnerschaft in eine Art Wettbewerb verwandelt, der mit gleichen, sogar äquivalenten Instrumenten ausgetragen wird. Hier wie dort Waffen, Raketen, Antennen, Drohgebärden und Überredungsgesten – die Apparate und ihre Handlanger sind austauschbar. Auf kein eindeutiges Gravitationszentrum ausgerichtet, steht die offene, unentschiedene Konfrontation des Bildes in der Nachfolge des von Menzels »Ansprache« eingeleiteten Abbaus subordinierender Strukturen. 1978 schloss Penck mit Immendorff einen deutsch-deutschen Vertrag. Immendorff wählte für Pencks Optik des »Übergangs« das Wort »Kontinuität«, das er mit einem rundum zweifelnden, spöttisch-ironischen Kommentar versah:

> DDrrr – das ist so wenig Sozialismus, wie hier Demokratie – BrrrD
> was sich gleicht neckt sich
> was sich unterscheidet ...

Auf die Mischung aus Anderssein und Gleichsein zielen die beiden großen Gemälde, die Penck nach seiner Ausbürgerung – die in seiner Kunstsprache keine Zäsur hinterließ – 1981 in Gent ausstellte. Im »Osten« stehen die Zeichen weiß auf schwarzem Grund, im »Westen« ist es umgekehrt. Im Osten ein um Stabilität (und Subordination) bemühter Verkünder, in dessen Gesten freilich auch die Behändigkeit eines Jongleurs und Gauklers steckt, der seine Requisiten anpreist, indes einer in Richtung Westen davonläuft und Hammer und Sichel rechts unten unkenntlich geworden sind. Im »Westen« herrschen Betriebsamkeit und lebhafte Gestikulation. Links am Rand in Erwartungshaltung zwei Lockvögeln ähnliche Zwitter, die mit Kapital, Sex und Kirche operieren. Der Osten sickert in den Westen ein: Das Hammer-und-Sichel-Symbol ist noch (oder wieder) intakt.

Die Konvulsionen und Verdrängungen der Wiedervereinigung vorwegnehmend, stellte Penck 1984 die gegenseitige Durchdringung als atavistisches Passagenritual dar. Auf der Düsseldorfer Ausstellung »von hier aus« malte er das riesige Gemälde »Quo vadis, Germania« und versah es mit einem Kommentar von vielsinniger Eindeutigkeit:

> Quo vadis Germania? Quo vadis Germania?
> Geht mich das etwas an?
> Was habe ich zu tun mit dem deutschen Problem?

Zurückgeworfen auf mich selbst wieder möglich den anderen
zu entdecken
Wenn der Gegner stark, sind schon kleine Siege bedeutend.
Die bürgerliche Kultur weckt den Affen.
Die antibürgerliche Kultur weckt den Tiger.

Von hier aus gesehen ist der Mensch eine Verdoppelung des gleichen fiktiven Wunsches.

Gefräßige Bestien geben den Ton an. Mit ihrer lastenden Kurvilinearität haben sie die zackbrüchigen Strichmännchen in Spalten und Höhlen abgedrängt. In der Mitte ein lauerndes Oval, dessen Schlingarme weit nach rechts und links ausgreifen. Ist das der fruchtbare Schoß, vor dem Brecht warnte?

Das Bild ist ein Labyrinth aus gegenläufigen Triebkräften, deren Aggressionen aus Verstecken hervorbrechen und in ihnen wieder untertauchen: Der Tunnel als Metapher des Verbergens und der geheimen Grenzüberquerung, aber auch als Infiltrationskanal. In diesen Formabläufen hat der Maler seine persönlichen Erfahrungen untergebracht, die sich seit Jahrzehnten zwischen Identitätsgewinn und -verlust bewegen. Er trägt das Pseudonym seiner Künsterlernamen wie eine Reihe von Tarnanzügen, gleichwie das Wort »Realismus«, mit dem er seine Kunst bezeichnet, sowohl der Camouflage als dem Protest gegen den Pseudo-Realismus dient. Zugleich beansprucht Penck für sich das Recht auf Experimente, das er in der DDR nach der Ausweisung Biermanns nicht mehr gewährt sah. Das »Prinzip der Dialektik« war nun vorbei. Einer der Gründe, warum er sich ausbürgern ließ, liegt in Pencks existenziell-intellektuellem Verlangen nach Experimentierfreiheit, die den Wechsel der Modi, den Widerruf und den Selbstwiderspruch einschließt.

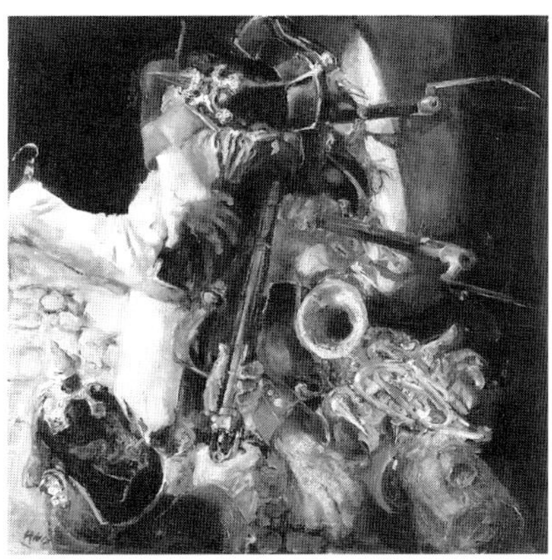
Bernhard Heisig, Preußischer Soldatentanz

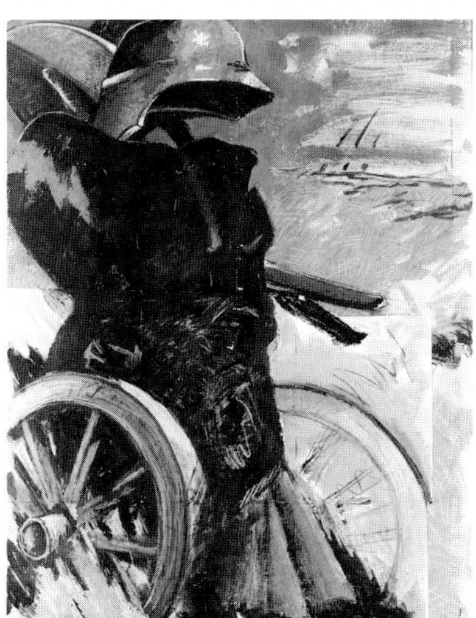
Marcus Lüpertz, Schwarz-rot-gold dithyrambisch

Der deutsch-deutsche Januskopf verlangt geradezu nach gemalter Dialektik: das macht ihn überhaupt zu einem künstlerisch ergiebigen Thema. Unter Dialektik verstehe ich schlicht die von Marx 1856 niedergeschriebene Einsicht: »In unserer Zeit scheint jedes Ding schwanger mit seinem Gegenteil.« Von der nicht linearen sondern konvulsivischen Dialektik historischer Gewalttaten handeln die Geschichtsbilder von

Bernhard Heisig. Er malte nicht den unaufhaltsamen Aufstieg der Partei und der Klasse, deren Macht die Geschicke der DDR lenkte. Er malte Konflikte, Niederlagen und ausweglose Patt-Situationen. »Als ich die Völkerschlacht malen wollte« (1984) ist ein Bild, dessen Titel die Mühe der Formfindung einräumt, was an Menzels »Ansprache« denken lässt. Der Maler bedenkt und malt zugleich seinen Selbstzweifel. »Die Festung Breslau – Die Stadt und ihre Mörder« (1969) ist ein Mummenschanz, dessen Akteure an Fäden zu hängen scheinen. Indem Heisig die Geschehnisse auf die Bühne eines Welttheaters entrückt, nähert er den konkreten Anlass dem zeitlosen Gleichnis an. Diese Einbuße ist der Preis für die metaphorische Mehrsinnigkeit. Der Mensch als Zauberlehrling und fremdbestimmter Vollstrecker: das entspricht nicht gerade der marxistischen Geschichtsphilosophie und ihrer zielstrebigen Dialektik.
Heisig bündelt Attrappen zu tragischen Warn- und spöttischen Hohnbildern, wobei die Grenzen oft fließend sind. Sein »Preußischer Soldatentanz« ist ein Totentanz, gleichwie »Schwarz-rot-gold dithyrambisch« von Lüpertz ein Totenmal ist. Beide Maler erfinden Vanitas-Metaphern: Vogelscheuchen, zynisch mit entleerten Würdeattributen behängt. Das Bild wird zur gemalten Insubordination. Die emblematische Verdichtung von Attributen und Requisiten der Macht verbindet beide mit Menzel, etwa mit den Vignetten zu Kuglers »Geschichte Friedrichs des Großen«.

Auch der 1932 in Dresden geborene Gerhard Richter machte einen Identitätswechsel durch, als er 1961 nach Düsseldorf übersiedelte. Er schuf sich aus dieser »Passage« seine Kennmarke, den formalen Rollentausch auf breitester Basis. Seine polyglotten Erprobungen der verschiedensten Modi durchstreifen nicht nur alle Höhenlagen vom Trivialen bis zum Erhabenen, sie berühren auch die verschiedensten inhaltlichen (ikonografischen) Traditionen, so die des Historienbildes. Doch diese Berührung hält sich gegenüber allen Anlässen, den formalen wie den thematischen, auf Äquidistanz. Richters Ideologieverzicht führt zur Ästhetik der Indifferenz: »Ich fliehe jede Festlegung, ich weiß nicht, was ich will, ich bin inkonsequent, gleichgültig, passiv; ich mag das Unbestimmbare und Uferlose und die fortwährende Unsicherheit.«

Gerhard Richter, Erschossener 1 (Andreas Baader)

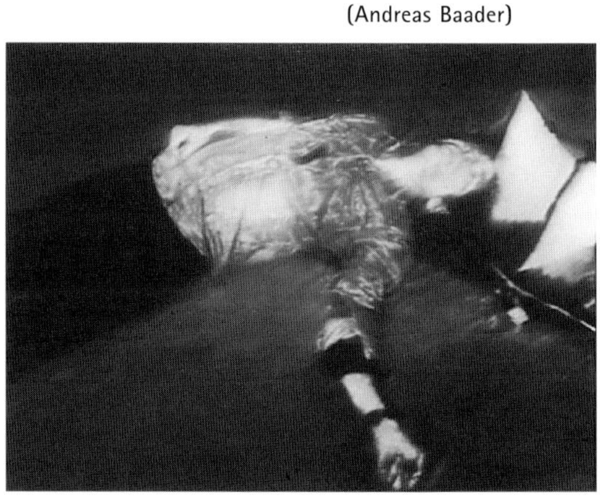

Eine Ausnahme stellt der 15 Leinwände umfassende Zyklus »18. Oktober 1977« dar, den ich der Kategorie des historischen Ereignisbildes (im Sinne der Definition Werner Hagers) zurechne. Die Bilder umkreisen das tödliche Ende der ersten Generation der Roten-Armee-Fraktion (Meinhof, Ensslin, Baader und Raspe). Als Vorlagen verwendet Richter anonyme Pressefotos, die er aber nicht fotorealistisch kopiert, sondern verfremdet. Mittels einer verwischenden Pinselführung und der Beschränkung auf die Farbskala der Grisaille entstehen Schleier, Ver-

Adolph Menzel, Aufbahrung der Märzgefallenen

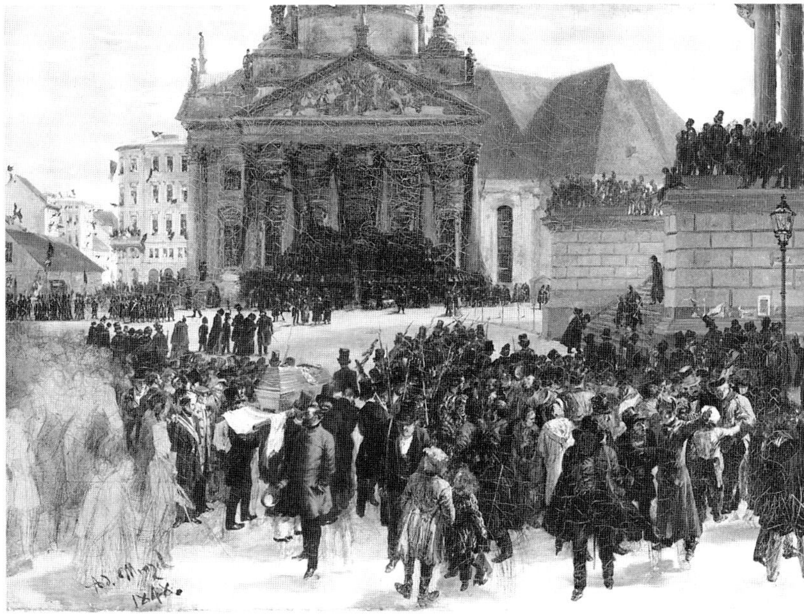

schleierungen. Den Fakten sind die Umrisse und ihre materielle Dichte abhanden gekommen zugunsten der diffusen Unschärfe von »Emanationen«. Die Vermummung, diese Schutzmaßnahme gegenüber den Identifizierungsmaßnahmen der Polizei, schlägt hier um in eine schemenhafte, total vermummte, bis zur Unkenntlichkeit vermalte Welt – ein »huis clos«.

Der Autor einer genau abwägenden Untersuchung der Oktober-Bilder kommt zu dem Schluss, der Zyklus ließe sich keiner »Tradition gesellschaftspolitischer deutscher Kunst« der letzten dreißig Jahre einfügen: »Richters Leistung ist einzigartig im wahrsten Sinne des Wortes«. Für die letzten drei Jahrzehnte mag das zutreffen, aber Richters Zyklus fällt keineswegs aus der Tradition heraus, er führt vielmehr direkt zu Menzel zurück. Er beruht auf formalen Voraussetzungen, die wir in der »Ansprache bei Leuthen« festgestellt haben. Ich begründe das nicht bloß damit, dass die erste Fassung des »Erschossenen« den kunsthistorischen Vergleich mit den Toten von 1866 herausfordert (indes die »Tote«, wenn man so will, auf den Christus von Holbein verweist). Es gibt gewichtigere Übereinstimmungen zwischen den beiden Malern. Sie betreffen nicht dieses oder jenes Motiv, sondern den Bildbegriff, der auf Menzels erstem Schritt in die gemalte Insubordination beruht.

Hubertus Butin hat Richters Umweg über die Pressefotos mit der Unmöglichkeit begründet, diese Ereignisse auf traditionelle Art zu fiktionalisieren. Wie schon Menzel problematisiert Richter die »künstlerische Darstellbarkeit des Historischen in der Gegenwart«, er »bedenkt die Grenzen seiner eigenen Möglichkeiten mit.« Solcherart fügt sich das im Zyklus angewandte Verfahren den vielen Kunstgriffen ein, die er beim »Ausloten verbleibender Möglichkeiten heutiger malerischer Praxis« erprobt. Wie Menzel stößt er auf Aporien. Führte jener den dokumentarischen Realismus in die offene Form des Fragments, so demonstriert Richter die Unmalbarkeit der Fakten, obendrein aber auch den Zweifel an der Bildmächtigkeit der Fotografie, indem er deren Dokumente verunklärt und verschleiert. Auch er malt einen Verzicht.

Auch die emotionale Distanz zum Gegenstand verbindet Richter mit Menzel. Die »Aufbahrung der Märzgefallenen« von 1848 lässt keine eindeutige Parteinahme des Malers erkennen. Er konstatiert ein hohles Zeremoniell und die kollektive »Unfähigkeit zu trauern.« Richter hat zu den Oktober-Bildern gesagt: Sie »sind nicht parteiisch, darin sind sie eindeutig.« Darauf beruht ihre bannende Uneindeutigkeit.

Daraus schließt der erste Blick, dass Richter seiner Ästhetik der Indifferenz treu geblieben ist. Mir scheint, dass es sich anders verhält. Die Bilder reichen in mehrere Bezugs- und Bedeutungsfelder, deren gemeinsamer Nenner die Beschädigung ist. Die physische Beschädigung, die diese Menschen den Vertretern der von ihnen abgelehnten Obrigkeit zufügten, fällt in ihrem Tod auf sie zurück. Richter gibt sie an die Bilder weiter. Sein Malprozess verletzt nicht die Leinwand, aber er paraphrasiert das körperliche Verlöschen und Auslöschen. Zugleich diskreditiert das dokumentarische Foto die formalen Kompositionsregeln der affirmativen Historienmalerei. Daraus ergibt sich das Ineinandergreifen von bewaffneter und gemalter Insubordination. Wie die Terroristen den Staatsapparat liquidieren wollten, setzt der Maler die hierarchisch geordneten Formbeziehungen außer Kraft. Seine Kunst verzichtet auf sinnstiftende Aussagen.

An sich entspäche das der Ästhetik der Indifferenz, stünde dem nicht die bannende Intensität der Gemälde entgegen. Man muss nicht wissen, dass Richter, ohne es zu erläutern, das Wort »Trauer« verwendet hat, als er über den Zyklus sprach. Vielleicht hat er zum ersten Mal die Ohnmacht seines Metiers verspürt. Der Zweifel, der ihn in seinen abstrakten Bildern zu »Anti-Kompositionen« und »De-Kompositionen« greifen ließ, fand in den Oktober-Bildern sein Material in den Verwüstungen der politischen Ausweglosigkeit. In diesem Zweifel könnte sich Verzweiflung verbergen.

Literatur- und Quellenangaben zu den Zitaten

Baselitz: Georg Baselitz, Berlin, AK, Nationalgalerie 1996, S. 179ff. (Texte)
Beenken: Hermann Beenken., Das neunzehnte Jahrhundert in der deutsche Kunst, München 1944, S. 524
Burckhardt: Jacob Burkhardt Weltgeschichtliche Betrachtungen, hrsg. v. Albert Oeri, Stuttgart Basel Leipzig 1929, S. 198
Davent: Une Nymphe mutilant un Satyr, Bartsch 41 (321)
Friedrich II. *Nun leben Sie wohl, ...*: F.A. von Retzow, Charakteristik der wichtigsten Ereignisse des Siebenjährigen Krieges, I, Berlin 1804, S. 240f.
Goethe *über C. D. Friedrich*: Richard Benz, Goethe und die romantische Kunst, München o. J. (1940), S. 142
Gross: Friedrich Gross, Eva und die Zukunft, AK., Hamburg 1986, S. 358
Jensen: Jens Christian Jensen, Ph.O.Runge. Leben und Werk, Köln 1977, S. 182
Kugler: Zit. nach C. Keisch in: Forschungen und Berichte, S. 269
Marx 1856: Zit. nach Karl Löwith, Weltgeschichte und Heilsgeschehen. Stuttgart 1967 (5.A.), S. 41
Menzel *Ansprache Friedrich des Großen*:

Claude Keisch, Adolph Menzels »Ansprache Friedrich des Großen ...«, in: Forschungen und Berichte, Staatliche Museen zu Berlin, 26 (1987), S. 259ff.– ders. Katalogaufsatz zu »Ansprache«, Adolph Menzel, 1815-1905. Das Labyrinth der Wirklichkeit. AK, Berlin, Nationalgalerie, 1997, K.Nr. 90; *Tote und Sterbende:* ebenda, vgl. auch K.Nr. 121, 139; *Friedrich und die Seinen ...:* Werner Hofmann, Das Irdische Paradies, München 1960, 1. Aufl., S. 194; *Eisenwalzwerk:* Jens Christian Jensen, Adolph Menzel, Köln 1982, S. 112f.;

Menzel *Arabesken*: Werner Busch, Die notwendige Arabeske. Wirklichkeitsaneignung und Stilisierung in der deutschen Kunst des 19. Jahrhunderts, Berlin 1985, S. 45. (Schlegel-Zitat), S. 75 (Raczynski-Titelblatt) - Peter Klaus Schuster im AK. Berlin 1997, S. 414 - Werner Hofmann, ebda S. 393ff.

Penck: a.r.penck, Berlin, AK, Nationalgalerie 1988, S. 53 (Immendorff), S. 220 (Quo vadis...)

Richter: Hubertus Butin, Zu Richters Oktober-Bildern, Köln 1991 (Schriften zur Sammlung des Museums Moderner Kunst, Frankfurt a.M.)

Runge *Vaterländisches Museum:* Ph. O. Runge, Hinterlassene Schriften, I. 355ff.

Schasler, Kugler: Werner Busch, Die notwendige Arabeske. Wirklichkeitsaneignung und Stilisierung in der deutschen Kunst des 19. Jahrhunderts, Berlin 1985, S. 7

Schubert: Dietrich Schubert, Max Beckmann. Auferstehung und Erscheinung der Toten, Worms 1985

Šklovskij: Viktor Šklovskij, Die Kunst als Verfahren (1916), in: Texte der russischen Formalisten, I, München 1969, S. 15

Germania sucht sich in Italia

Formenströmung, Formendickicht, Formenaufruhr – das sind einige der Merkmale, die Heinrich Wölfflin der deutschen Kunst zuschrieb, als er sie mit der italienischen verglich. Der Titel »Italien und das deutsche Formgefühl« (1931) lässt sowohl Dialog wie Gegenüberstellung erwarten, wobei das Substantiv Italien die maßstabsetzende, führende Stimme zu beanspruchen scheint. Der Autor, der 1892 eine schöne Würdigung des Deutsch-Römers Hans von Marées schrieb, zeigt sich in dieser Untersuchung im Kielwasser des expressionistischen »Formenaufruhrs«, dem zuliebe er auch Vereinfachungen riskiert, so wenn er bemerkt: »Dürers Zeichnung des Abendmahls in der großen Holzschnittpassion ist offenbar durch Lionardo inspiriert, aber wie wenig bedeutet das Gesetzmäßige!« Dieser Dispens wird mit einem Glaubensakt begründet: »Wir glauben nicht an den alleinigen Wert der Regel, sondern fühlen in allem Lebendigen einen Schuß von Irrationalem.«
Gerade um das Gesetzmäßige war es einem deutschen Maler zu tun, der sich Marées verwandter fühlte als seinen expressionistischen Zeitgenossen: Oskar Schlemmer. Er fühlte sich verstanden, als Theodor Däubler in einem Vortrag ihn und Marées in einem Atem nannte. Das war 1930. Drei Jahre später versuchte Alois Schardt die von den Nazis abgelehnten Expressionisten einzudeutschen, indem er sie gegen das Römisch-Klassische ausspielte und dort »Überfremdung« witterte – Anlass genug für den schon erwähnten Brief Schlemmers an Schardt vom 26. Juli 1933, in dem er bekannte: »Ich habe es mir immer zum Ziel gesetzt, das Überschwängliche, Dionysische zu läutern und zu formen, um das Apollinische zu erreichen.«

Der Weg, den Marées und Schlemmer suchend einschlugen, führt in die mittelmeerischen Wunschräume der Deutschen, nach Italien und Griechenland. Wer denkt da nicht sofort an das vielzitierte Wort, mit dem Albrecht Dürer 1495 seine Heimreise aus Venedig kommentierte: »Wie wird mich nach der Sonne frieren; hier bin ich ein Herr, daheim ein Schmarotzer.«
Im Gegensatz zu der von politischer Rivalität belasteten Auseinandersetzung mit der französischen Kunst war das deutsche Kräftemessen mit den Italienern weniger von Minderwertigkeitskomplexen beschwert. Dem Süden wurde der ihm zukommende Vortritt eingeräumt. Sein gesetzgebender Beitrag zur Formulierung des künstlerischen Weltbildes der Neuzeit bot Lernstoff, der seit Dürer immer wieder eifrig durchgenommen wurde. Aber gerade gegen die Norm, sprich Gesetzmäßigkeit, regte sich bewundernder Widerstand. Um Eigenes nicht preiszugeben, wurde ihre universale Gültigkeit – bei allem Respekt – als für den

Johann Friedrich Overbeck, Italia und Germania

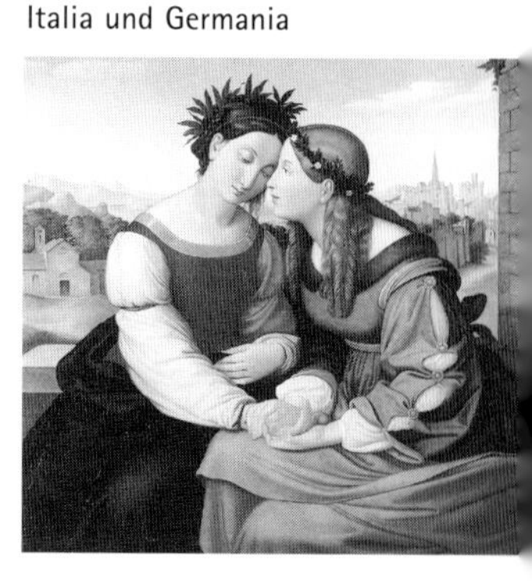

deutschen Individualismus nicht zuträglich empfunden.
Nichts von Überfremdungsängsten und ihren Abgrenzungsstrategien ist in ein Gemälde eingegangen, das programmatisch die beiden Kunstlandschaften in ein stummes Gespräch bringt. 1811 begonnen, 1815 wieder aufgegriffen und schließlich 1828 beendet, führt Overbecks »Italia und Germania« den freundschaftlichen Dialog weiter, den Pforr 1810 mit dem Diptychon »Sulamith und Maria« begonnen hatte. Jeder der beiden Malerfreunde gab sich in diesem profanen Hausaltärchen eine imaginäre Wunschbraut. Sulamith sitzt in einer südlichen Landschaft, ihrem Mutterglück nähert sich der Maler Johannes. Mensch, Tier und Umwelt kommunizieren auf zwanglose Art miteinander. Die blonde Maria hingegen ist allein in einer dunklen Kammer, hinter deren Butzenscheiben die Außenwelt verborgen ist. Das aufgeschlagene Buch, vermutlich eine Bibel, fügt dieser Zurückgezogenheit die Distanz der Reflexion hinzu. So zeigt uns Pforr zwei geistige Landstriche, die sich in ihrer Getrenntheit und ihrem Anderssein die Waage halten. Der südlichen Offenheit steht das nordische »Gehäus« gegenüber, das wir seit Dürers »Hieronymus« als Ort der abgeschiedenen Meditation kennen.

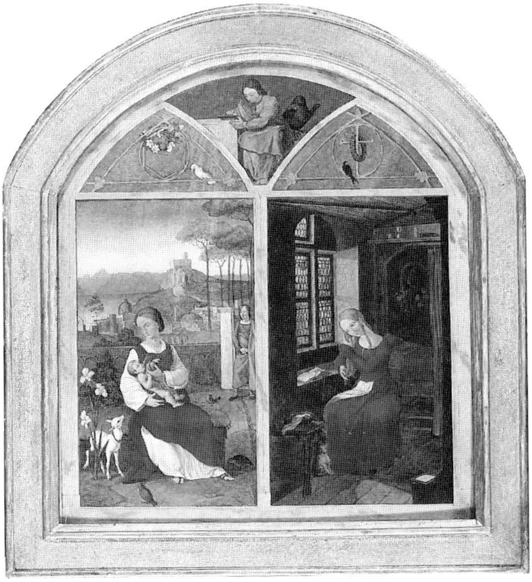

Franz Pforr, Sulamith und Maria

Overbeck paraphrasiert diesen Gegensatz, indem er die beiden Frauen zusammenbringt. Aus Pforrs mütterlicher Sulamith ist bei Overbeck eine Italia mit einem Lorbeerkranz geworden. Maria verkörpert nun die altdeutsche Kunst, von deren »Innigkeit« die beiden Freunde schwärmten. Die geschwisterliche Verbindung der Frauen überträgt das typologische Schema der Bibelexegeten auf die Phasen der Kunstgeschichte. Dieses Vergleichsschema besagt, dass die Ereignisse des Alten Testaments auf die des Neuen Testaments vorausdeuten. Wenn das Neue die Erfüllung des Alten bedeutet, dann wird das Kunstideal, das Italia verkörpert, zunächst von Pforrs Maria aufgenommen und sodann von Overbecks Germania (sprich: den in Rom wirkenden Nazarenern) erfüllt.
Gewiss hatte Overbeck eine Aufwertung des Nordens im Auge, aber keinen Wettstreit, sondern eine harmonische Verschmelzung. Am 31. Januar 1829 schrieb er an den Auftraggeber, den Kunsthändler Wenner: »Es sind die beiden Elemente, die sich allerdings einerseits fremd gegenüberstehen, die aber zu verschmelzen nun einmal meine Aufgabe, wenigstens in der äußeren Form meines Schaffens ist und bleiben soll, und die ich deshalb hier in schöner inniger Befreundung mir denke ... Es ist ... die Sehnsucht gemeint, die den Norden beständig zum Süden hinzieht, nach seiner Kunst, seiner Natur, seiner Poesie.« Nüchtern betrachtet, haben wir es mit einer kunst- und völkerpsychologischen Allegorie zu tun, die den Keim zu nationalen Untertönen in sich trägt. Das Ziel

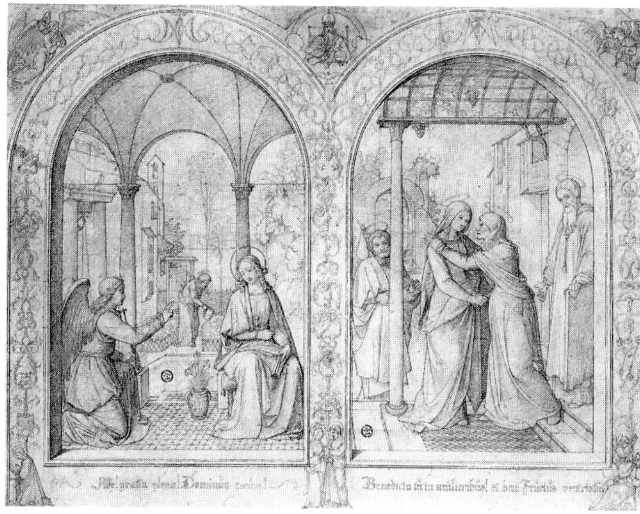

Johann Friedrich Overbeck, Verkündigung und Heimsuchung

dieser Seelengemeinschaft ist offenkundig. Italia und Germania ist die christliche Erneuerung Europas aufgetragen, die schon Novalis in seinem berühmten Traktat schwärmerisch herbeigewünscht hatte. Ihm verdankt die wunschbildliche Symbiose ihre sakrale Aura, anders gesagt: die in der christlichen Bildtradition geformte Empfindungstemperatur. Das unterscheidet die beiden Frauen von der kühl erotisierten Umarmung, die Henrick Goltzius in einem Kupferstich zwischen Pax und Concordia stattfinden ließ. Ihr restaurativer Auftrag beruht auf der Idee des Auserwähltseins. Das ist offenkundig, sobald wir bemerken, dass hinter dem schweigenden Einverständnis von Italia und Germania zwei Begegnungen aus dem Leben Mariae stehen, die Heimsuchung und die Verkündigung. Beiden Themen hat Overbeck 1814 ein gezeichnetes Diptychon gewidmet, das sich an die traditionelle Ikonografie hält. In »Italia und Germania« befreite er sich davon und erfand eine neue Heiligenlegende, aber auch eine neue Heilsgeschichte: Die künstlerische Erneuerung, die das Ergebnis des Zusammenwirkens von italienischer und deutscher Malerei ist. Der Norden sucht, was der Süden hat. Beide Frauen sind auserwählt und »voll der Gnaden«, aber die fragende Germania ist auch, wie der Engel der Verkündigung, eine erweckende Botin, die der Freundin bewusst machen will, was sie besitzt. Overbeck malt somit einen komplementären

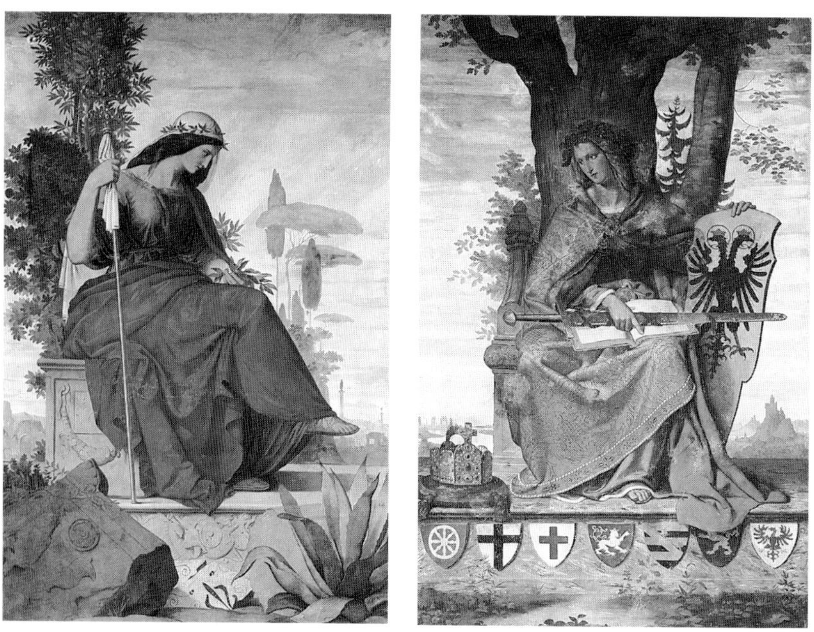

Philipp Veit, Italia und Germania

Doppelvollzug: Er säkularisiert zwei zentrale Inhalte der christlichen Bildtradition, zugleich aber sakralisiert er das Thema der Frauenfreundschaft, indem er es zum Symbol für die Kunst als Heilsbotschaft sublimiert: allerdings im Dienste der Religion.

Die Religion ist auch die Wegweiserin in der kulturgeschichtlichen Allegorie, die Philipp Veit im Auftrag des Frankfurter Städel 1834/36 in Form eines Triptychons malte. »Die Einführung der Künste in Deutschland durch die Religion« macht explizit, was bei Overbeck noch in der versonnenen Anmut der beiden Frauen aufgehoben und von jedem Handlungsbezug fern gehalten war. Das Mittelbild behandelt die Mission des Hl. Bonifatius. Der dunkelhaarigen Italia auf dem linken Seitenflügel ist wieder die nachdenkliche Rolle zugewiesen. Sie hält ein Kreuz, doch ihre Sitzbank, die antiken Spolien und die Denkmäler im Hintergrund spielen auf das Erbe der Antike an. Germania thront vor einer Eiche, ihr zu Füßen die Kaiserkrone, im Hintergrund links das Fragment des Kölner Doms, rechts einige Burgen – Hinweise auf das künstlerische Erbe des Mittelalters, das es zu erhalten oder zu vollenden gilt. Die Basis ist mit den Wappen der sieben Kurfürsten geschmückt. Germania hält keine Bibel, sondern das Buch des Gesetzes und das Schwert der Gerechtigkeit. Italia verkörpert die Kirche, Germania das weltliche Regiment, »die beide – so Passavent in seiner Deutung – im Mittelalter zu zwei der großartigsten Institutionen gediehen, welche je die Weltgeschichte gezeigt.«

Die Akzentverschiebung ist deutlich. Die weltliche Macht dient der Religion und lässt sich von ihr legitimieren. Wir haben die selbstbezügliche Eintracht der beiden Overbeckschen Allegorien verlassen. Veit zeigt die Kunst als Waffe, als ideologisches Machtinstrument. Aus dieser Umorientierung in weltliche Machtansprüche werden die Germania-Allegorien des späteren 19. Jahrhunderts hervorgehen. (Auch Menzels »Borussia«, Berlin, Stadtmuseum, gehört dazu, sie wurde 1868 für einen patriotischen Wohltätigkeitsbasar gemalt). Sie stehen für sich allein, keine Partnerin temperiert ihren kämpferischen Elan. Sie sind aus dem Tagtraum erwacht, in den Overbeck und Veit sie einhüllten. Das Volk der Träumer, wie Flaubert die Deutschen noch in seinem Wörterbuch der Gemeinplätze nannte, bemächtigt sich der wehrhaften Germania als einer ideologischen Überhöhung seiner politischen Ambitionen.

Friedrich und Runge zog es nicht nach Italien. Das Kunstideal ihrer katholischen Zeitgenossen war ihnen fremd. Für Runge waren die katholischen Kirchen Dresdens Konzertsäle, in denen er sonntags schöne Musik hören konnte. Friedrich spottete über »vertrocknete Marien mit einem verhungerten Jesuskind am Arm ... und mit papiernen Gewändern bekleidet«, um dann die präraffaelitische Ästhetik der Nazarener begründet abzulehnen. Nie werde es den »Heuchlern« gelingen, das »tiefe, fromme, kindliche Gemüt« der alten Meister wieder zu erwecken, »wenn man auch mit der Verstellung so weit gegangen und katholisch geworden.« Denn: »Was unsere Vorfahren in kindlicher Einfalt taten, das dürfen wir bei besserer Erkenntnis nicht mehr tun.«

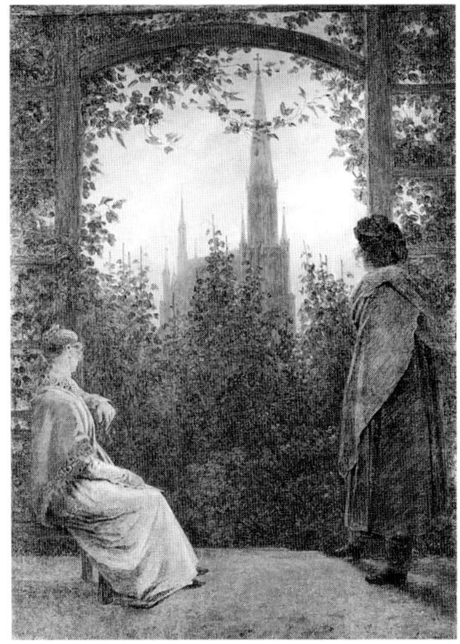

Caspar David Friedrich, Gartenlaube

In der Lehre Luthers wurzelnd, gingen Runge und Friedrich dem Bündnis von Kunst und Religion aus dem Wege. Auch Symbolfiguren in der Art der »Germania« kommen in ihrem Werk nicht vor. Dennoch schufen sie Prototypen, d.h. anschauliche Metaphern für bestimmte Bereiche des deutschen Selbstverständnisses. Ich meine die Empfindungsqualitäten, die das Wort »innig« anklingen lässt.

Um 1818 malte Friedrich ein ihm befreundetes Ehepaar als anonyme, von uns abgewandte Gestalten in einer Laube. Wenn wir den Titelvorschlag von Börsch-Supan annehmen, dann dürfte das die erste »Gartenlaube« der deutschen Malerei sein. Das Gefühlsklischee kündigt sich an. Aus behüteter Nähe blicken die beiden Gestalten durch das Laubenfenster auf die Greifswalder Nikolaikirche. Sie ist das abgerückte Zentrum ihres Glaubens, der sich auf die Kontemplation jenseits von Predigt und Gebet zurückgezogen hat. Die Religion ist in ihrem Gotteshaus verdinglicht, dieses spricht zum Einzelnen, belässt ihn in seiner Privatheit, im häuslichen Rahmen. Entfernt man aus diesem intimen Szenario die für Friedrich entscheidende religiöse Dimension, so verbleibt das, was später die Ideologie der Gartenlaube ausmachen wird: Abkehr von jeder öffentlichen Bindung, Rückzug in das traute Heim, in die ungefährdete Zweisamkeit.

Als Friedrich damals seine Geburtsstadt besuchte, malte er auch den »Marktplatz von Greifswald.« Nach einer alten Familienüberlieferung sind die Brüder des Malers mit ihren Frauen und Kindern dargestellt. Gewiss ist das großformatige Aquarell eine »Gelegenheitsarbeit«, die aus dem Gesamtwerk herausfällt, aber gerade aus diesem Grund auf die Gemütsstimmung verweist, die später Richter, Schwind und Spitzweg in ihren Kleinstadtszenen auskosten werden. Was sie anekdotisch ausgeschmückt als heile, ungefährdete Welt schildern, deutet sich bei Friedrich noch sachlich verhalten an: Die selbstgenügsame Freude am »eingezogenen« – so das Lieblingswort der Epoche – Leben, das seine Gefühle auf Heimat und Familie ausrichtet. Der Greifswalder Marktplatz enthält die altfränkischen Architekturrequisiten, die sich bei den Malern des deutschen Gemüts zu malerisch verwinkelten Kulissen verdichten werden, in denen lauter Sonderlinge hausen.

Für Runge war die Familie – er hatte sechs Brüder und vier Schwestern – die lebendige Mitte und Quelle seiner Kunst. Am 1. Januar 1799 schrieb er aus Hamburg an die Mutter in Greifswald: »Wieviel ich an Sie denke, kann ich Ihnen

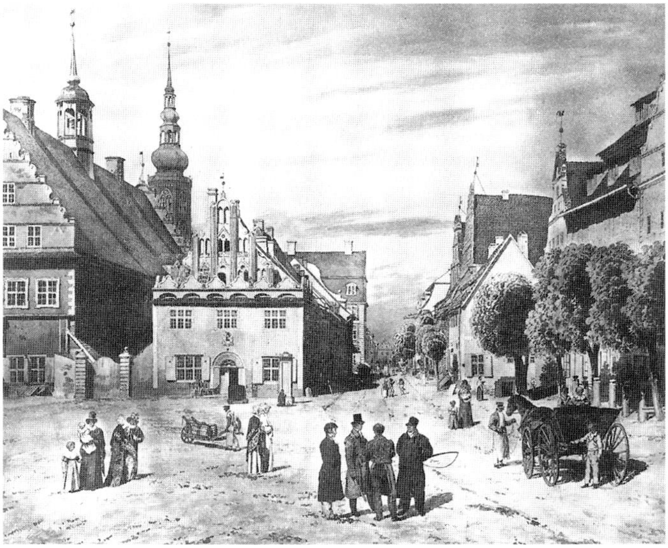

Caspar David Friedrich,
Greifswalder Marktplatz

nicht sagen; es ist doch nirgends so wie zu Hause, und was ich habe, habe ich doch nur von Ihnen ...«. In der Bildidee der »Heimkehr der Söhne« (1800/01), aus der ein Wandbild hervorgehen sollte, verbinden sich Idee und Erfahrung, die Ikone und das Ereignisbild. Ereignis ist das vielstimmige Zusammentreffen, Ikone der davon abgehobene statuarische Einklang, den die beiden Brüder in ihrer Umarmung befestigen. Im Schatten stehend, ergänzen sie die dunkle Zone am rechten Bildrand, so dass beide zusammen ein Becken bilden, in dessen Geborgenheit Eltern, Geschwister und Enkelkinder eingelassen sind. Runge verwendet Gesten, die an den »Schwur im Ballhaus« von Jacques David (1791) erinnern. Dort konstituierte sich die Nation, freilich nur kurzfristig, als revolutionäre Großfamilie, indes Runge sich mit der Familie als der konkreten, überschaubaren und organischen Kernzone des gesellschaftlichen Verbandes begnügt. Diese Beschränkung auf das Nahe und Vertraute überrascht nicht angesichts der Umwälzungen, die von der Französischen Revolution über den Rhein getragen wurden. Es genügt, in Goethes »Hermann und Dorothea« (1797) nachzulesen, um den Widerstand zu ermessen, den die wohlgeordnete bürgerliche Welt dieser »fürchterlichen Bewegung« entgegensetzte. Nicht nur sieht der deutsche Bürger sich seiner Attribute »Pantoffel und Mütze« beraubt, er spürt, wie sich überall das »Chaos« ausbreitet. Nicht dem Deutschen kommt es zu, die allgemeine Erschütterung »fortzuleiten«, ihm ziemt es, sich »für Gott und Gesetz, für Eltern, Weiber und Kinder« zu schlagen.

Adolf Schroeter
Rheinisches Wirtshaus

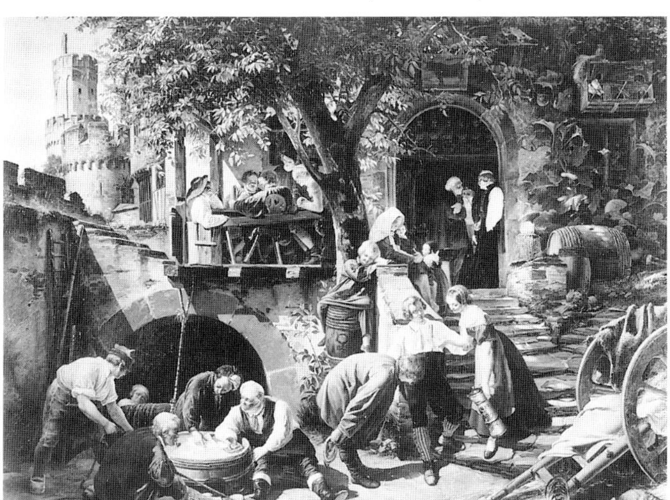

In dieser Haltung kündigt sich der Rückzug an, der in den kommenden Jahrzehnten das deutsche Sittenbild mehr und mehr in die enge und zugleich seichte Mulde kleinbürgerlicher Selbstzufriedenheit führte. Adolf Schroedters »Rheinisches Wirtshaus« (1833) veranschaulicht das traute Beisammensein, das den Höhepunkt dieser geselligen Lebensart bildet. Schroedter mag die Brille des Satirikers getragen haben, als er das Bild malte, denn 1848 erfand er die Kehrseite dieser Behäbigkeit, die

Bilderzählung von den »Thaten und Meinungen des Herrn Piepmeyer«, der sich als Abgeordneter im Frankfurter Parlament als großsprecherischer Phrasendrescher entpuppt.
Lauben, Gewölbe, Altane, Schlupfwinkel und ein begrenzter Fernblick sind die räumlichen Metaphern einer Welt, die nur bis zum Tellerrand ihres Behagens blickt, dabei aber sich mit Stimmungswerten schmückt, die einem anderen Kontext entlehnt sind. So ist der Herr, der in Christian Eduard Boettchers »Sommernacht am Rhein« (1862) die weinselige Gesellschaft verlässt, ein Abkömmling von Friedrichs Rückenfiguren – auch er ein Solitär, der den Mond der Gemütlichkeit vorzieht, überdies ein düsterer Gast, der einem Kolportageroman entstammen könnte – wie übrigens die ganze Szene. So werden Prototypen ausgebeutet und dem undifferenzierten Geschmack mundgerecht gemacht, aber auch ironisiert. Letzteres besorgt Johann Peter Hasenclevers »Sentimentale« (1846). Der spöttische Blick des Malers richtet sich gleichermaßen auf Ursache und Wirkung. Die junge Dame, die ihren tränenfeuchten Blick dem Mond zuwendet, hat Goethes »Werther« und »Mimili«, den populären Roman von Heinrich Clauren gelesen, einem Autor, dem ein Literaturlexikon bescheinigt, er habe den Geschmack »des breiten, verborgen lüsternen Biedermeierpublikums« getroffen. Hinter dieser Sentimentalen steht, ebenso wie hinter der jungen Frau, die Schwind aus dem Fenster in die »Morgenstunde« (um 1860) blicken lässt, eine strenge Ikone der Meditation, Friedrichs »Frau am Fenster«.
Die Trivialisierung in philiströse Nestwärme blieb Runge erspart dank seiner spekulativen Fantasie, die ihn zur Erfindung tiefsinniger Beziehungsgefüge anhielt. Immer ging es ihm um das, was die Welt im Innersten zusammen hält, um anschaubare, kosmogonische Summen. Wenn er aus »Natur« und »Weisheit« ein allegorisches Paar bildet, weist ihm sein Systemdenken den Weg. Die »Natur« ist eine in einer stilisierten Blüte sitzende junge Frau, umgeben von den

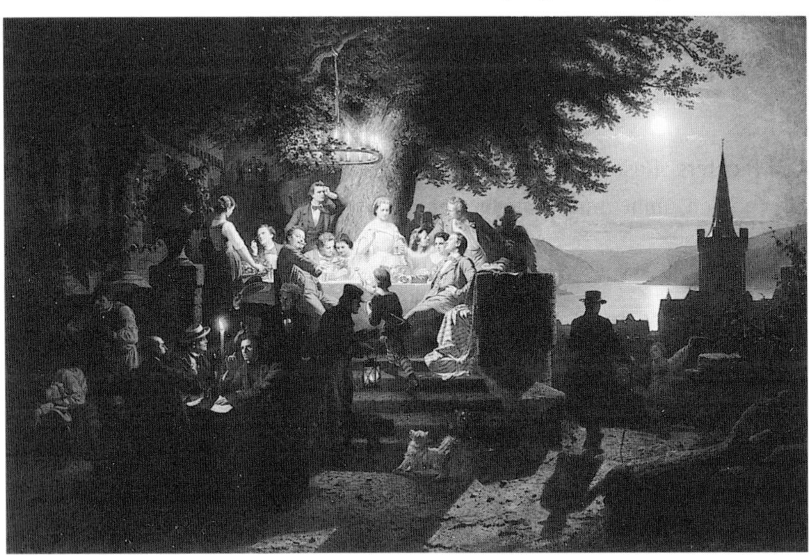

Christian Eduard Boettcher, Sommernacht am Rhein

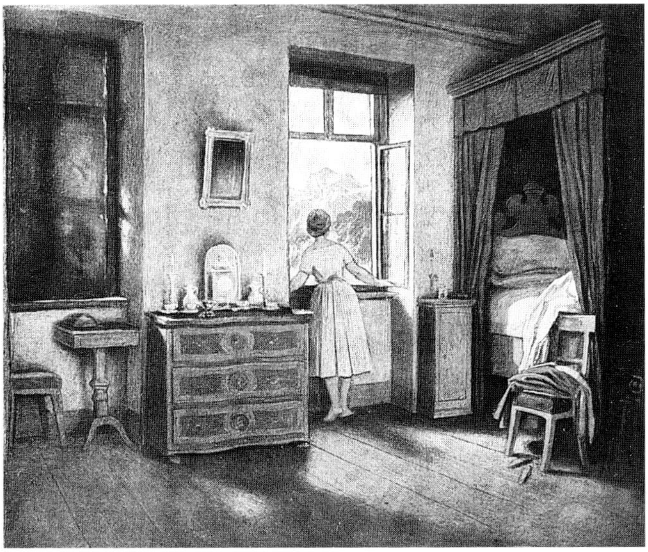

Moritz von Schwind, Morgenstunde

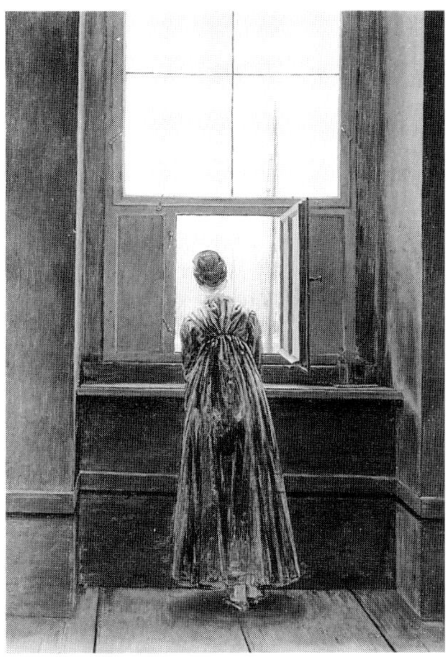

Caspar David Friedrich, Frau am Fenster

vier Jahreszeiten in Gestalt von Kindern mit Attributen. Die Natur, die sich im Kreislauf erneuert – diese gesetzmäßige Umlaufbahn behandelt Runge auch in den vier »Zeiten«. Der »Tag« zeigt eine junge Frau mit ihren Kindern: sie ist Mutter und Allmutter zugleich; zusammen mit dem Quell zu ihren Füßen bildet sie den unerschöpflichen Lebensquell. Umgeben ist sie von einer geometrisierten Laube, die am Grundakkord der von kreisrunden und ovalen Formen bestimmten Komposition mitwirkt. Die Fülle der Anspielungen reicht vom Engel mit dem Flammenschwert in der unteren Rahmenleiste, einem Hinweis auf die Vertreibung aus dem Paradies, bis zum Auge Gottes im Zenit der Komposition.

Versetzt man die »Natur« aus dem All auf die Erde und den »Tag« aus seiner ikonischen Aura in ein diesseitiges Milieu, so verwandeln sich die beiden Frauen im Handumdrehen in züchtige, hausbackene Mädchen von der Art, wie sie Ludwig Richter in seinem Repertoire hatte. Mit andern Worten: Runges Gestalten, aus dem kosmologischen Rahmen entfernt, entpuppen sich als Keimformen einer Bildersprache, die das Gleichnis nicht mehr in abstrahierten Emblemen sucht, sondern in der stimmungsträchtigen Episode. Das Mädchen von Richters »Rosenzeit« gehört zu den ins erzählerische Genre abgesunkenen Geschöpfen, umhegt und eingebettet in eine kleinteilige, diminutive Welt, in der sich alles auf engstem Raum abspielt. Gartenlaube ist überall.

Hans Thoma belegt die fatale Anziehungskraft des Rahmenthemas »Gartenlaube« für die deutsche Malerei der 2. Hälfte des 19. Jahrhunderts. Zwar verfügte der Maler über einige Voraussetzungen für diesen Entschluss, aber seine Pariser Erfahrungen, die ihn 1868 mit Courbet in Berührung brachten, hätten auch, wie bei Leibl, einen anderen Weg nehmen können, weshalb ich annehme, dass die folgenschwere Wende ins Heimatliche auch von dem patriotischen Hochgefühl motiviert war, das die Reichsgründung von 1871 auslöste. Nun schien auch die Kunst aufgerufen, dem deutschen Wesen unverwechselbare Gestalt zu geben. Der Preis, den Thoma (aus unserer Sicht) für diese Parteinahme entrichtete, wurde damals von den meisten seiner Zeitgenossen als Gewinn verbucht.

Aus Paris zurückgekehrt, malte Thoma 1868 Mutter und Schwester beim Nähen. Die Nahsicht konzentriert sich auf die Häuslichkeit, ohne sie auszuschmücken. Noch fehlt das, was später Thomas Kennmarke werden sollte, das »Enge und Heimelige« (Beenken). Die Koordinaten des Fensterkreuzes werden vom Richtungsgegensatz der beiden Frauen – die eine ist frontal, die andere im Profil dargestellt – aufgenommen und verräumlicht. Der Inhalt – das stille Leben – ist nicht aufgesetzt, sondern deckt sich mit der Form: ein Bild, das schon an Schlemmer denken lässt. Wie sich die beiden Frauen in ihre Arbeit versenken, wird mit sachlicher Nüchternheit aufgezeichnet, vergleichbar der »Näherin«, die der neun Jahre jüngere Max Liebermann 1875 malte. Wenn man will, kann man einen Unterschied herausfinden und daraus Schlüsse auf die künstlerische Eigenart der beiden Maler ziehen. Liebermanns Näherin sitzt vor einer dunklen Türöffnung, die Szene wirkt malerisch unaufgeräumt. Thomas Frauen halten sich in einem reinlich anmutenden Innenraum auf, der an Pforrs Diptychon erinnert. Vielleicht legt dieses Indiz keine falsche Spur, denn aus Liebermann wurde, auf dem Umweg über Holland, ein deutscher »Impressionist«, indes Thoma, das Erlebnis der Großstadt abwehrend, sich in einer innigen Welt einspann.

Einer seiner Bewunderer, der Heidelberger Kunsthistoriker Henry Thode, fand dafür Worte, die keines Kommentares bedürfen: »Unermeßlich reich an Eindrücken ist solch ein Tag, da draußen verlebt. Dann, wenn er sich zu Ende neigt, wenn rosa Streifen den letzten Abglanz der Sonne der Erde spenden und friedlich auf Haus und Gärtchen die Dämmerung sich herabsenkt, empfängt so freundlich auf sauber gedecktem Tische, an dem die Ahne in ihrer großen Bibel gelesen, die Kinder mit heißem Bemühen ihre Schularbeiten gemacht und die Schwester fleißig genäht hat, der bunte Feldblumenstrauß die Heimkehrenden.« Mit dieser Stimmungsklaviatur befriedigte Thoma das Bildbedürfnis und das Kunstbedürfnis des deutschen Mittelstandes und auch des Bildungsbürgers.

An die anfängliche Nähe von Thoma und Liebermann ist zu erinnern, denn nichts ließ damals die Künstlerfehde ahnen, die Jahrzehnte später zwischen beiden ausbrach – angestachelt von einem Kunsthistoriker! Sie verdient einen Exkurs, denn sie gehört zu unserem Thema. Wie schon zu Beginn des 19. Jahrhunderts, als Runge und Friedrich eine andere deutsche Kunst als die Nazarener verfochten, stand hundert Jahre später wiederum deutsch gegen deutsch.

Thoma hatte den Gipfel seiner Popularität erreicht, als Henry Thode (ein Schwiegersohn Wagners) von Meier-Graefes »Der Fall Böcklin« herausgefordert, einen Vortragszyklus in Heidelberg hielt, in dem er mit den Impressionisten und der Händlerclique abrechnete, die von Berlin aus mit diesem Import ihre Geschäfte mache. Da dem Impressionismus die Fantasie (eine Gabe der

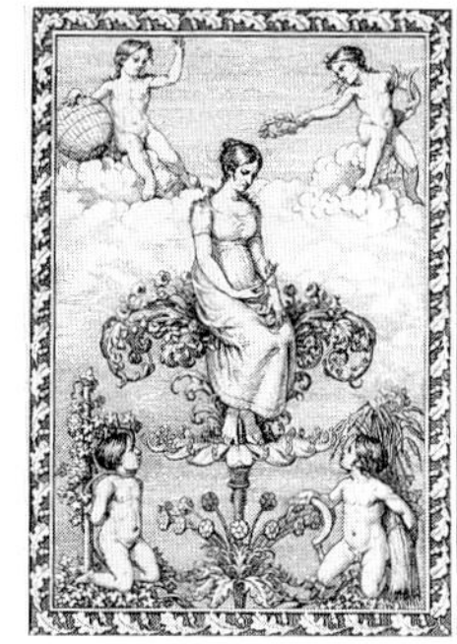

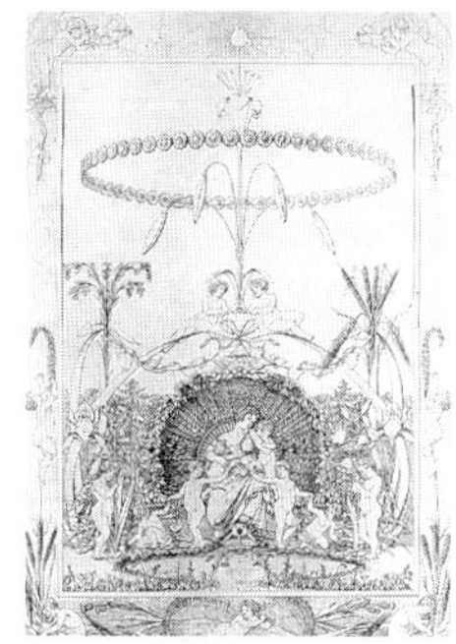

Philipp Otto Runge, Natur

Philipp Otto Runge, Tag

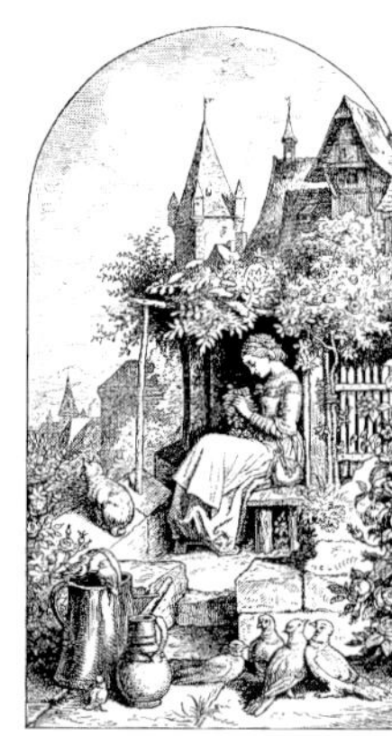

Ludwig Richter, Rosenzeit

Deutschen) abgehe, erwecke die Sinnlichkeit seiner Schöpfungen Unbehagen. Thode verlangt von einem Kunstwerk »sinnliches Wohlgefallen«. Fazit: wegen seiner Vernachlässigung des Gegenstandes und seiner lieblosen (!) Formbehandlung sei der Impressionismus dem deutschen Wesen fremd. Die Frankfurter Zeitung berichtete über Thodes Vorlesungen, worauf sie ein Schreiben von Max Liebermann erhielt, das sie am 7. Juli 1905 veröffentlichte. Liebermann verlangt von Thode Gründe für seine Ablehnung: »Wenn aber ein Professor an einer der ersten Universitäten Deutschlands in einer rein künstlerischen Angelegenheit mit persönlichen Insinuationen, wie ›Mangel an nationalem Empfinden‹, ›Nachahmung der Franzosen‹, ›Poesielosigkeit‹ und andern aus der Rüstkammer der Antisemiten stammenden, bereits ziemlich verrosteten Waffen den Feind zur Strecke zu bringen versucht, so beweist das nur, daß er seine Gegner mit sachlichen Gründen nicht zu widerlegen vermag.«

Darauf ergriff Thoma das Wort: »Thode in seiner mannhaften (!) Art will nur helfen, uns Deutschen das Recht zu wahren, unsere Kunst so zu gestalten, wie wir sie haben wollen. Wenn die deutschen Maler mit dem deutschen Dichter die Sehnsucht nach Wunderländern der Schönheit haben, nach solchen suchen, die nicht gerade auf dem Wege von Berlin nach Buxtehude liegen, so ist das ihr gutes Recht.« Dazu nahm wieder Liebermann Stellung: »Ich maße mir nicht an, dem deutschen Volke seine Ideale zu rauben, ich gestatte mir nur gegen die Unduldsamkeit Einspruch zu erheben, mit der Herr Thode das, was er für recht und gültig hält, als das Ideal des gesamten deutschen Volkes proklamiert. Malerisch und poetisch ist nicht nur ›die mondbeglänzte Zaubernacht, die den Sinn gefangen hält‹, sondern auch – um mich der Worte des Herrn Thoma zu bedienen – ›zwischen Berlin und Buxtehude‹ gibt es dessen genug. Die Kraft der Darstellung, nicht die Wahl des Stoffes macht den Künstler. Liebermann verwahrt sich gegen den Versuch, mit volltönenden Phrasen das freie Recht der Persönlichkeit zu beschränken.

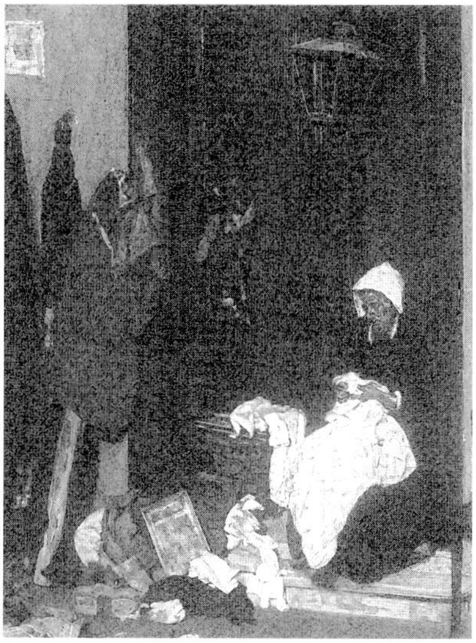
Max Liebermann, Näherin

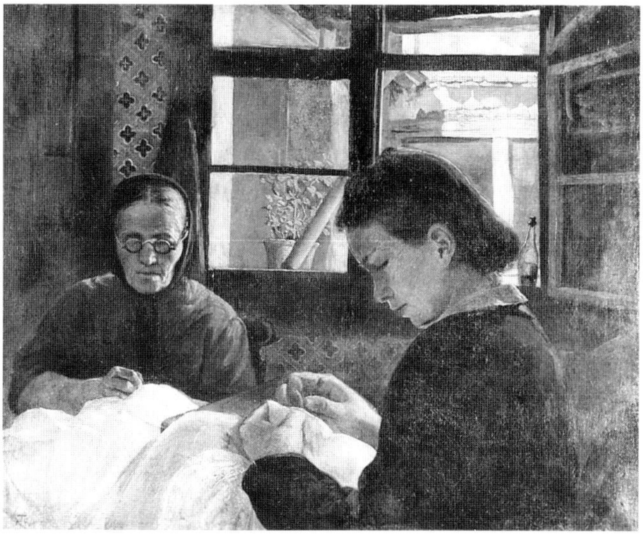
Hans Thoma, Mutter und Schwester in der Nähstube

Im Jahr darauf versuchte Wilhelm von Bode, der Berliner Generaldirektor, den Kaiser für eine Ausstellung zum 60. Geburtstag von Liebermann zu gewinnen. Wilhelm II. fand diesen Vorschlag zunächst »nett«, lehnte ihn aber dann ab. Bode beschreibt in seinen Erinnerungen die Reaktionen auf den Geburtstagsaufsatz, den er dem Maler widmete: »›Was Leibl für Süddeutschland war‹ – so führte ich dort aus – ›wurde Liebermann gleichzeitig für Norddeutschland, und seit jener dahingegangen ist, kann Liebermann der Ruhm als Deutschlands erster Maler füglich nicht mehr streitig gemacht werden – wir dürfen sagen als einer der deutschesten Maler unter den lebenden Künstlern, mehr als er selbst weiß und zeigen will.‹ Mit diesen Worten hatte ich den furor teutonicus bei allen Hypergermanen und Antisemiten ausgelöst.« Ob Liebermann über den Superlativ dieser Vereinnahmung restlos glücklich war? Vor den Schmähungen der Deutschtümler hat sie ihn nicht bewahrt.
Die Kontroverse zwischen Thode/Thoma und Liebermann gibt meinem Vergleich der beiden frühen Bilder symptomatischen Rang. Der »Geborgenheitsraum« (H. J. Neidhardt). in dem sich bereits Pforrs Maria eingerichtet hat, reicht bis in Thomas Nähstube, indes Liebermann seine »Näherin« in eine malerisch-unordentliche Ecke platzierte, die keinerlei Geborgenheit ausstrahlt.
Liebermann, das sollte sein Lebenswerk bezeugen, war ein Großstadtmensch, der sich eben auch für das interessierte, was sich zwischen Berlin und Buxtehude abspielte. Thoma setzte auf das Umhegte, Heimatliche, Vertraute. Für ihn (wie später für Nolde) war die Großstadt die Fremde an sich, gleichwie sein Mentor Thode gegen die »französische Cabaretkunst« eiferte. Der Gegensatz von Stadt und Land enthielt Positionen, die sich dialektisch zuspitzen ließen. In seinen populären Schriften besorgte das der Kulturhistoriker Wilhelm Heinrich Riehl, indem er das Dorf – »reinster Naturwuchs des Volkes« – gegen die Großstadt ausspielte. Heimat gegen Fremde, Volk gegen entwurzelte Intellektuelle – das sind die Orientierungsachsen einer Auseindersetzung, in der auch Wilhelm II. Partei nahm, als er die Kunst verurteilte, die den Menschen in den Rinnstein hinabzieht.
Der greise Ludwig Richter trug zu dieser Debatte ein Wort bei, das zum Schlagwort werden sollte. »Volkstümlich« wünscht er sich die Landschaftsmalerei, »was nutzt uns das Fremde«; für ihn vereinigte alle »gesunde Kunst« die Pole von irdischer und himmlischer Heimat. Diese Sicht bestimmt auch das Urteil, das Thode über Liebermann fällte: Ein Künstler von »großer Geschicklichkeit«, aber »etwas ausgesprochen Deutsches ist bei ihm nicht vorhanden«, seine Kunst »zeigt ... keine Originalität.« Wenngleich für die Zeitumstände (1944!) zurückhaltend, folgt Beenken dieser Ausgrenzung: »Liebermann hatte den Sinn für die Wirkung der arbeitenden Gestalt und ihrer Gebärde, für den großen Gleichklang auch der Arbeit in der Gemeinschaft. Unempfindlich aber war er, der die ›literarischen‹ Inhalte scheute, für jene schicksalhafte Tiefe gerade des bäuerlichen Daseins, die im Menschlichen ruht. Von außen, nicht von innen wollte er Landschaft und Menschen betrachtet

Lorenz Clasen,
Germania auf der Wacht am Rhein

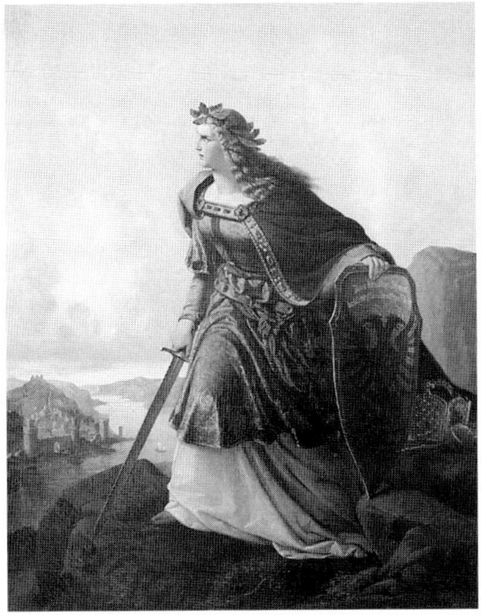

sehen, daher fehlt seiner Kunst vielfach das menschlich Erwärmende, und sicher ist es kein Zufall, daß er in späteren Jahren das große Thema unbedenklich fallen gelassen hat.«
Der erregte Disput zwischen Thoma, Thode und Liebermann deutet die Temperatur des kulturpolitischen Klimas im Kaiserreich an. Dieser Gegensatz zwischen konservativen und liberalen Kunstanschauungen, der im 19. Jahrhundert überall in Europa Kampffronten entstehen ließ, nahm im Kaiserreich eine spezifische Form und Intensität an, da er, Prüfstein des nationalen Selbstverständnisses, bis zur Gewissensfrage zugespitzt wurde. Der Streit ging um Glaubensartikel; Ehre und Eigenständigkeit der Nation schienen auf dem Spiel zu stehen.
Bereits 1873 befand Nietzsche im Ersten Stück seiner »Unzeitgemäßen Betrachtungen« (der Titel ist Programm!), dass die Deutschen zwar über Frankreich gesiegt hätten, aber dabei wären, ihren Sieg »in die Niederlage, ja Extirpation des deutschen Geistes zugunsten des ›deutschen Reiches‹« zu verwandeln. Und mit herablassender Ironie fertigte er wenige Seiten später »die Behaglichen« ab, von denen eben die Rede war: »Talente, welche das Glück, die Heimlichkeit, die Alltäglichkeit, die bäuerische Gesundheit und alles Behagen, welches über Kinder-, Gelehrten- und Bauernstuben ausgebreitet ist, mit zierlichem Pinsel nachmalten.« Mögen auch Welten die »Behaglichen« von den auftrumpfenden Herolden deutscher Macht und Kaiserherrlichkeit trennen – insgeheim verbündet sie ihr auf deutsche Sonderart pochender Patriotismus. Christian Eduard Boettchers Gesellschaft, die eine »Sommernacht am Rhein« (1867) genießt, setzt vermutlich die Beschaulichkeit über das Risiko politischer Ambitionen, solange sie sich von einer wehrhaften Germania beschützt weiß, wie sie Lorenz Clasen 1860 malte, aber gewiss wird sie ein paar Jahre später den Sieg der deutschen Waffen über den Franzmann bejubeln und in die »Wacht am Rhein« einstimmen, die nun einer düsteren Walküre von Hermann Wislicenus (1874) anvertraut ist.

Hans von Marées,
Orangenhain

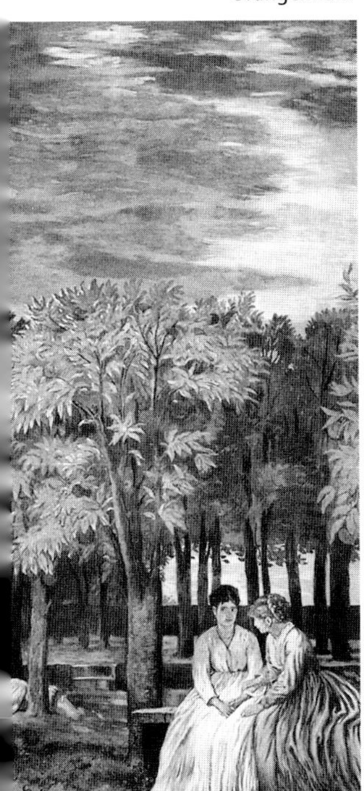

Hans von Marées, der den »verrotteten Geschmack« seiner deutschen Umwelt beklagte, suchte damals Abstand vom neuen Reich und seinen kulturpolitischen Ambitionen, aber auch von der engen Welt der »Behaglichen«. Die Chance dazu bot ihm ein privater Auftrag, der ihn 1873 nach Neapel holte. Dort hatte Dr. Anton Dohrn eine Zoologische Station gegründet, für deren großen Bibliothekssaal er sich Wandbilder von Marées wünschte. Der Maler nahm mit dieser Arbeit den von Pforr und Overbeck begonnenen Nord-Süd-Dialog wieder auf. Das zeigen die beiden Frauen im Orangenhain, in denen wir Italia und

Germania wieder erkennen. (Marées dürfte das 1832 vom bayrischen König für die Münchener Pinakothek erworbene Gemälde gekannt haben.) Zwischen der Blonden und der Dunkelhaarigen deutet sich ein ähnlich stummer Dialog an, aber die Mischung aus fragender Zuwendung und ruhiger Erwartung entbehrt der auratischen Weihe, die Overbeck dem Thema gab.

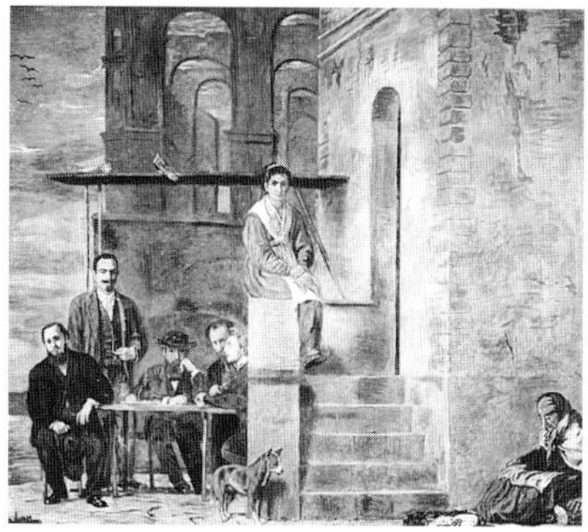

Hans von Marées, Pergola

Marées malt keine holde Unberührtheit, aber auch keine beiläufige Episode. Gleichfalls im Hier und Heute halten sich die Männer und Frauen in der »Pergola« auf. Marées desintegriert den Zusammenhalt des Gruppenbildnisses, zugleich versachlicht er das deutsche Thema des Freundschaftsbildnisses, indem er aus einer Bruderschaft von Gleichgesinnten ein unnahbares Beisammensein eigenmächtiger Individuen macht, das jeglicher Psychologie und Intimität in einem Maße entbehrt, dass es beinahe in stumme Beziehungslosigkeit umkippt. Wir denken an Courbet und Manet.

Kein Ornament des Behagens legt sich um diese Gestalten. Marées zitiert das beliebte und bequeme Dreiecksschema nur, um es auseinander zu zerren, also unkenntlich zu machen. Ich sehe darin die Abkehr von der Unisono-Syntax, die von Raffael ausging. (Das kündigte sich schon 1863 in dem Doppelbildnis in der Neuen Pinakothek, München, an, in dem Marées sich gemeinsam mit Lenbach porträtierte.) Die Pergola ist kein Stimmungsort, sondern von nicht zu überbietender Nüchternheit, kahl und schmucklos wie ein moderner Nutzbau oder ein mittelalterliches Kastell. Das Malerische, das der Norden im Süden sucht, ist strikt vermieden. Marées macht die Gegenwart zeitlos, ohne sie zu stilisieren, dafür huldigt er dem geheimen Realismus der Italiener: Die Gestalt seiner Eierfrau findet sich schon in Tizians »Tempelgang Mariae« in Venedig.

Marées schrieb am 12. Juni 1876 an Konrad Fiedler: »Freilich bin ich überzeugt, daß meine Bestrebungen mich immer weiter aus dem Getümmel des modernen Wirrwarrs entfernen werden«, und wenige Jahre vor seinem Tod bekannte er 1883: »Die Kunst ist durchaus aristokratisch.« Dass sich solche Abwehrgesten primär auf das Kunstgeschehen der Zeit und nicht auf die Lebensumstände der Industriegesellschaft beziehen, liegt auf der Hand, dennoch gibt es Analogien, und wir dürfen an Marées' Abscheu vor dem »Wirrwarr« (und an seine stilllebenhafte »Pergola«) denken, wenn wir vor Menzels »Piazza d'Erbe in Verona« (1882–1884) stehen. Der fast siebzigjährige Maler schlägt eine Seite des deutschen Italien-Erlebnisses auf, die Marées widerstrebte: Er setzt nicht mehr auf Harmonie, sondern taucht geradezu gierig in das urbane Chaos ein.

Indes, das Wort von Marées: »In uns selbst liegt Italien« (6. November 1872), gilt in modifizierter Form auch hier. Jeder sieht im Süden, wozu ihn seine Antennen befähigen. Goethe, als er den Markt von Verona erlebte, hatte seine Freude am bunten Treiben: »Übrigens schreien, schäkern und singen sie den ganzen Tag, werfen und balgen sich, jauchzen und lachen unaufhörlich.« (17. September 1786). Ähnlich erlebte er den Römischen Karneval. Doch seine Gestaltvorstellung entdeckte auch im Tumult eine organische Fügung: »so sieht das vielköpfige, vielsinnige, schwankende, hin und her irrende Tier (!) sich zu einem edlen Körper vereinigt, zu einer Einheit bestimmt, in eine Masse verbunden und befestigt, als eine Gestalt, von einem Geiste belebt.« Nichts dergleichen nimmt Menzel wahr. Was ihn schon am »Tuilerien-Garten« (1867) und an einem »Pariser Wochentag« (1869) fesselte, weil es seine Vorstellung vom Kollektiv als einem unentwirrbaren Konglomerat bestätigte, sieht er nun in der italienischen Stadt auf den Siedepunkt der Verwirrung gebracht. Jüngst wurde dieses Bild der Menge als »Karikatur des Realismus« (Christiane Zangs) angesprochen, und Claude Keisch meinte: »dem alten Meister war wohl bewußt, daß die Genremalerei zu Ende war; sein Werk ist ein Schwanengesang – mißtönend, großartig und traurig.«

Die »Piazza d'Erbe« ist in der Tat ein letztes Bild, sie ist aber auch ein erstes, und das nicht nur innerhalb der deutschen Tradition des Genrebildes. Mir scheint, dass schon Hermann Beenken das gesehen hat, als er 1944 von der »Piazza d'Erbe« sagte, mit ihrem Tohuwabohu gebe Menzel sein Äußerstes. Im selben Kapitel nahm er Max Klingers »Spaziergänger« (1878, Berlin, Nationalgalerie) zum Anlass, einen Blick auf die Entfremdungsprozesse in der wilhelminischen Gesellschaft zu werfen, der auch Menzel trifft: »Die Spannungen verschärften sich von Jahrzehnt zu Jahrzehnt, und auf die Dauer schien die bewaffnete Auseinandersetzung zwischen Klasse und Klasse, zwischen Ausbeutern und Unterdrückten, so wie sie die marxistische Ideologie voraussah, unausbleiblich zu sein.« Nach kurzen Streiflichtern auf Kollwitz, Uhde und Karl Hofer erinnert Beenken an den Expressionismus und rechtfertigt dessen Zerstörung aller herkömmlichen Formen. Er fragt: »wie hätte gerade damals die schon so tief erschütterte Form des Gesellschaftsbildes standhalten können?« Erschüttert von wem, wenn nicht von Menzel? Als Beleg für diese formale Radikalisierung wird

Adolph Menzel,
Piazza d'Erbe,
der Markt von Verona

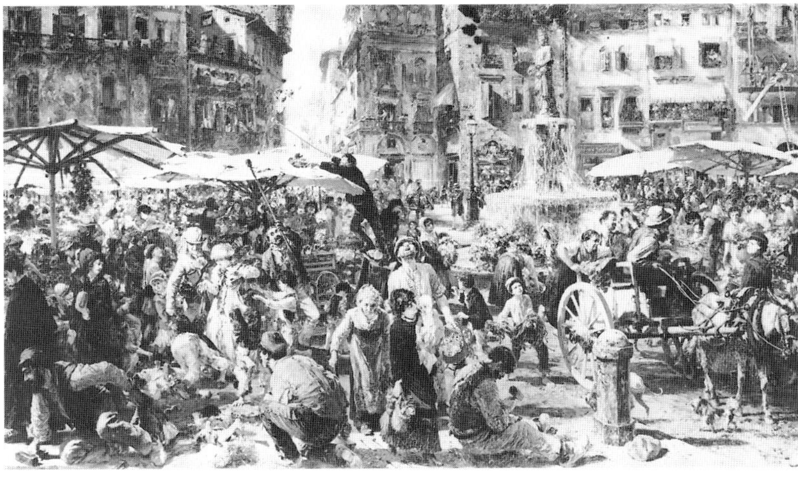

George Grosz angeführt: »der Mensch nur noch als Marionette oder als triebhaftes Tier ...« (Als »Tier« sah schon Goethe die Menge auf dem Marktplatz!) Beenken mag dabei von Grosz an den kurz davor behandelten Menzel zurückgedacht haben, aber diesen Vergleich durfte er 1944 nicht riskieren. Mir scheint es offenkundig, dass Grosz, bewusst oder nicht, aber konsequent, die von Menzel eingeleitete Zerstörung des genrehaften Ereignisbildes, also die Liquidation der Behaglichkeit, in einen neuen satirisch-apokalyptischen Bildtypus weitergeführt hat: in die Großstadt als Dschungel, in dem jeder gegen jeden kämpft. Solche Summen des Disparaten malte er in »Metropolis« (1916), in der »Widmung an Oskar Panizza« (1917/18) und vor allem in »Deutschland, ein Wintermärchen« (1918). Er tat das, indem er die formalen Errungenschaften der Moderne, sprich: der Expressionisten, Kubisten und Futuristen, in einen neuen, kritischen Kunstbegriff umformte und das Bild als Waffe benutzte. Davon wird im nächsten Kapitel die Rede sein.

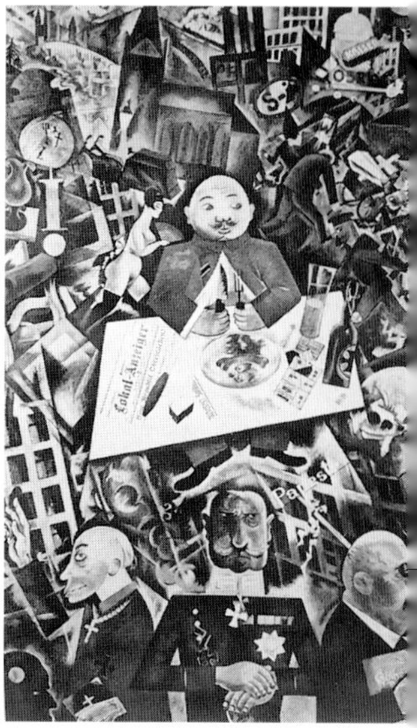

George Grosz,
Deutschland,
ein Wintermärchen

Das absurde Welttheater – eine deutsche Spezialität – hat zwei Schauplätze: den Innenraum und die Straße. Bei Grosz sind die Zimmer schäbige, konspirative Absteigen oder Verliese – keine Geborgenheitsräume –, die Straßen Schauplätze des alltäglichen Bürgerkrieges. Max Beckmann hat sowohl die private als auch die öffentliche Gewalttätigkeit gestrafft und auf die Ebene der Parabel gehoben. Damit fügte er den beiden Polen, auf denen Pforrs Diptychon gründet – südliche Offenheit und nördliches Gehäus – ein Drittes hinzu: eine Moritaten-Bühne, die weder Außen- noch Innenraum ist. Mit dieser meist randvoll gefüllten Guckkastenbühne bestritt Beckmann die szenische Gliederung seiner zehn Triptychen.

Dennoch hatte auch der frühe Beckmann entscheidende Italien-Erlebnisse, die ihm seine pessimistische Weltsicht mit pantomimischer Prägnanz vor Augen führten: »Lido« (1924) – eine Badeszene mit auf- und untertauchenden Schwimmern, die amputiert anmuten; die »Italienische Fantasie« (1925) – ein bedroht-bedrohliches Narrenschiff, voll besetzt mit Marionetten; »Galleria Umberto« (1925) – ein Mummenschanz, in dem Beckmann die Vision einer Sintflut unterbrachte; den an den Beinen aufgehängten Verstümmelten sah er später als Vorausdeutung auf die der Leiche Mussolinis zugefügten Misshandlungen. Alles das sind keine Katastrophenbilder, aber sie kündigen Unheil an. Wie in der »Piazza d'Erbe« sind die Menschen einem undurchschaubaren Schicksal ausgeliefert. Die Bildtitel verweisen zwar auf bestimmte Orte, aber die gleichnishafte Bildaussage verlässt den überprüfbaren Realitätsbezug.

Jörg Immendorff,
Café Deutschland

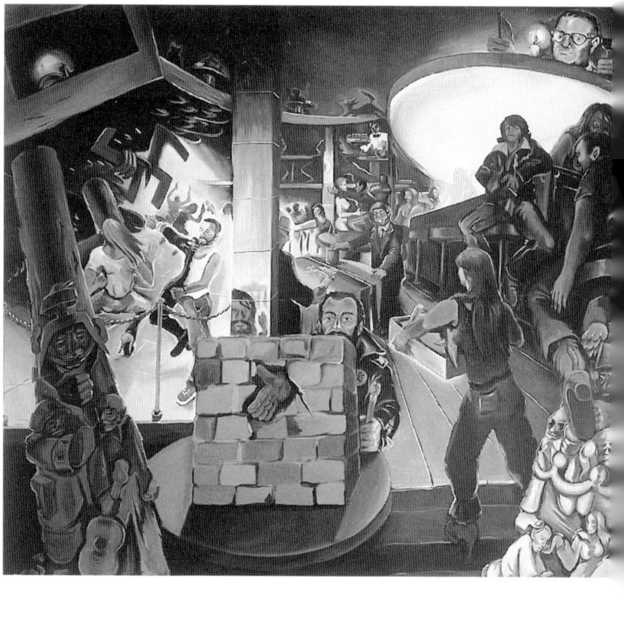

So verhält es sich auch mit Jörg Immendorffs Café-

Deutschland-Bildern. Wieder sucht Germania auf dem Weg der Selbstfindung bei Italia Zuspruch. Immendorff findet ihn in Guttusos »Caffé Greco« (1976), aber nur, um sich von der saloppen mediterranen Urbanität in die dunkle Höhle der deutschen Probleme zurückzuziehen. Die erste Fassung des »Café Deutschland« (1978) ist so sperrig und disparat wie die Situation, um die es geht. Die »Bühne« wird von zwei schräg gestellten Totempfählen gefasst, die an die gebündelten, zusammengeschnürten Menschentürme von Beckmanns Hochformaten erinnern. Sie geben den Blick frei auf eine weiträumige Kaschemme, in der Alleinunterhalter sich produzieren. Versatzstücke aus dem Fundus – Adler, Hakenkreuz – lassen vermuten, welches Spiel hier geprobt wird: Es heißt staatliche Anerkennung der DDR. Darauf zielt offenbar die unterspielte Begegnung zwischen Helmut Schmidt und Erich Honecker in der Bildmitte. Beide sind mit Pinsel und Farbtöpfen versehen; sie malen an den zwei Hälften einer Staatsflagge. Den auf die Plätze verwiesenen malenden Politikern antwortet ganz vorne der Maler als Politiker. Immendorffs Hand sprengt die Mauer und sucht nach einem Partner für ihren brüderlichen Händedruck – eine Geste, die außer dem Betrachter, der sie auf sich beziehen soll, niemanden in diesem Welttheater beschäftigt. Das spricht nicht gegen ihren Signalwert, sondern unterstreicht ihn.
Auf dem Umweg über das Café Greco, das im 19. Jahrhundert ein beliebter und mehrmals dargestellter Treffpunkt der deutschen Künstler in Rom war, erfindet Immendorff ein deutsch-deutsches Gespräch, wobei er sich damit begnügt, den unterschiedlichen Positionen auf der Basis der Gleichberechtigung zur Partnerschaft zu verhelfen. Die gegenseitige Zuwendung wird entpsychologisiert und als nüchterner politischer Vollzug dargestellt.

Mit der deutschen Selbstfindung und -prüfung befasst sich auch Anselm Kiefer. Zwei seiner Bildideen haben mit unserem Thema zu tun: »Dein goldenes Haar, Margarethe« und »Dein aschenes Haar, Sulamith« (beide 1981). Wie in Pforrs Diptychon und in Overbecks »Italia und Germania« werden in diesem Bildpaar zwei Frauen als Prototypen verwendet. Anschaubar wird das beim Lesen der Bildinschriften, die mit unserer Kenntnis der »Todesfuge« von Paul Celan rechnen. Das besagt freilich nicht, dass der Maler bequem Auskunft beim Wort sucht – es deutet die Einsicht in die Unmalbarkeit der Gaskammern an. Aber vielleicht ist dieses Geschehen auch unsagbar, und das Wort »Der Tod ist ein Meister aus Deutschland«, eben weil von ihm eine zwingende sprachliche Schwingung ausgeht, eine unzulässige Fiktionalisierung des Mörderhandwerks, die dem Wort von Adorno - „nach Auschwitz ein Gedicht zu schreiben, ist barbarisch"- auf paradoxe Weise Recht gibt.
Wir kennen Sulamith aus dem Hohen Lied Salomonis: Sie ist die »schöne Freundin«. Kiefer sieht sie als eine von Haaren umhüllte sitzende Frau. Margarethe ist abwesend. Wir blicken auf schmutziges Ackerland, dessen Furchen unausweichlich auf einen fernen Fluchtpunkt hineilen. Der Leinwand

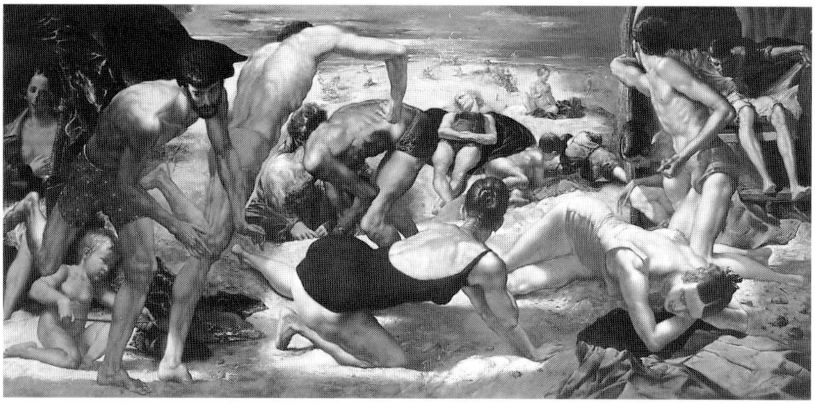

Werner Tübke,
Am Strand von Ostia

ist ein goldgelbes Strohbündel angeheftet. Donald Kuspit verwies darauf, dass die beiden Frauen in Celans Gedicht untrennbar sind, was Mark Rosenthal auch für das gemalte »Diptychon« annahm, mit dem Kiefer »Deutschland wieder ganz machen wollte.« Das ist im übertragenen Sinn zu verstehen – ähnlich der Wunschvorstellung der wechselseitigen Ergänzung, die schon Overbeck in sein Bild hineinmalte, jetzt auf zwei andere mythische Gestalten bezogen: auf das jüdische Opfer und das blonde, von Faust verführte Mädchen.

Bipolar dachten auch die Maler im anderen Deutschland. 1973 malte Werner Tübke »Am Strand von Ostia, I« auf eine Spanplatte, deren andere Seite eine Studie zu »Arbeiterklasse und Intelligenz«, dem Wandbild in der Leipziger Universität, enthält. Vor zehn Jahren schrieb ich über dieses unbeabsichtigte »Diptychon«: »Man muß kein psychologisierender Hinterfrager sein, um festzustellen, daß dieses Bild die beiden Seiten des SED-Staates enthält, wenngleich es nur eine vorzeigt, nämlich die Exklusivität einer Freizeitwelt, in der sich ein makabres Desaster anzukündigen scheint. Die Kehrseite, das Kollektiv der ›neuen Gesellschaft‹, ist von dieser manieristischen Schaustellung antipodisch entfernt. Als ich beim Ankauf entdeckte – was der Künstler verdrängt hatte –, daß in dem Gemälde die beiden (geschönten) Seiten einer Medaille steckten, reizte mich an ihm der gemalte Widerspruch, die Dialektik der Ausweglosigkeit.« Heute sehe ich, dass Tübke in den beiden einander ergänzenden Bildideen auch

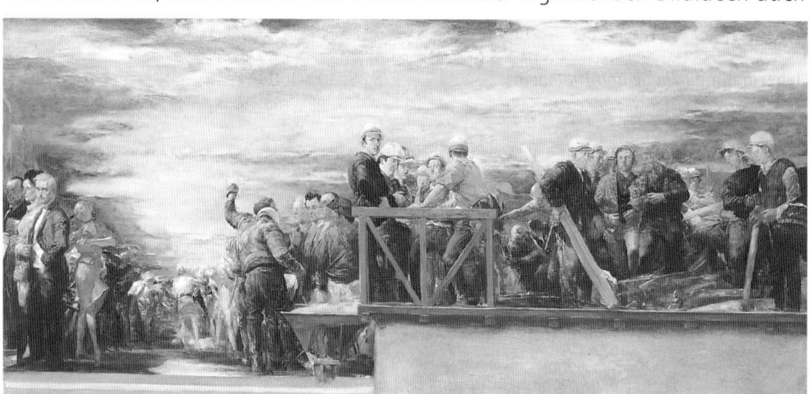

Werner Tübke,
Arbeiterklasse und
Intelligenz

Wolfgang Mattheuer,
Alter Genosse am Zaun

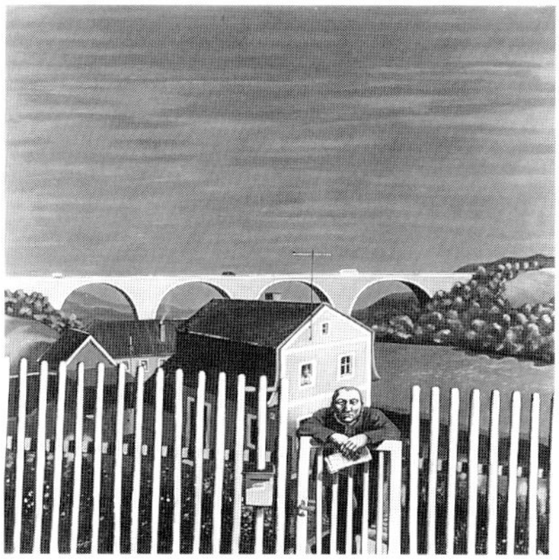

den Italia-Germania-Gegensatz dargestellt hat, klischeehaft verkürzt auf die Körperarabesken des Südens als Inbegriff der Freizeitwelt und auf die trocken disziplinierte Arbeitswelt des Nordens. Die Freizeitwelt bietet die Illusion der Selbstverfügung, die Arbeitswelt jene der Geborgenheit.

Ausweglosigkeit kennzeichnet auch die Situation, in der sich der »Alte Genosse am Zaun« (1971) von Wolfgang Mattheuer befindet. Mit seiner direkten Wendung aus dem Bild scheint er vom Betrachter Rechenschaft zu verlangen. Man denkt an Bertolt Brechts »Fragen eines Arbeiters«. Das »Neue Deutschland« als Solidaritätsausweis in der Hand, ist der Mann auf einen umzäunten »Geborgenheitsraum« beschränkt. Den Fernverkehr auf der Autobahn, dem alle Himmelsrichtungen offen stehen, erlebt er nur als Zuschauer. Ist das Neue Deutschland schon wieder das alte?

Literatur- und Quellenangaben zu den Zitaten

Beenken *über Thoma:* Hermann Beenken, Das neunzehnte Jahrhundert in der deutschen Kunst, München 1944, S. 203; *über Liebermann:* ebenda, S. 166; *über Menzel:* ebenda, S. 333

Bode: Wilhelm von Bode, Mein Leben, 2. Berlin 1930, S. 78f. (Neuausgabe: Berlin 1998, S. 243) Vgl. Bode, Max Liebermann zu seinem 60. Geburtstag, in: Kunst und Künstler, 1907, S. 381f.

Friedrich: C. D. Friedrich, Briefe und Bekenntnisse, hrsg. v. Sigrid Hinz, München 1974, S. 111

Kiefer: Donald Kuspit, Transmuting Externalization in Anselm Kiefer, Arts Magazine, Okt. 1984, S. 84f. - Mark Rosenthal: Anselm Kiefer, AK, Chicago/Philadelphia 1987, S. 96 (mit Abb. der beiden Gemälde)

Liebermann *zu Thode und Thoma:* in Frankfurter Zeitung, 7.7. und 18.7.1905

Marées: Hans von Marées, hrsg. v. Christian Lenz, AK., München 1987/88, S. 189

Menzel: Adolph Menzel 1815-1905. Das Labyrinth der Wirklichkeit, Berlin, Nationalgalerie 1997, AK, Kat. 179 (Claude Keisch) - Christiane Zangs, Die künstlerische Entwicklung und das Werk Menzels im Spiegel der zeitgenössischen Kritik (Ph. Diss. Aachen Mainz 1992, S. 260

Neidhardt *Geborgenheitsraum:* Hans Joachim Neidhardt, Gefährdung und Geborgenheit. Zur Morphologie und Symbolik romantischer Landschaftsmalerei, in: Wiss. Zeitschrift der Ernst-Moritz-Arndt-Universität Greifswald, Gesellschaftswissenschaftl. Reihe 34 (1985), 1-2, S. 34

Overbeck *Brief:* Margaret Howitt, Friedrich Overbeck. Sein Leben und Schaffen, I. S. 195f., 478ff., Freiburg 1886

Runge: Ph. O. Runge, Hinterlass. Schriften, II, 1840-41 (Reprint 1965); S. 20

Schlemmer: Oskar Schlemmer, Briefe und Tagebücher, München 1958, S. 59, 313 - Karin von Maur, Oskar Schlemmer Monographie, München 1979, S. 235

Thode *über Thoma und Liebermann:* Henry Thode, Böcklin und Thoma. Acht Vorträge über neudeutsche Malerei, Heidelberg 1905, S. 160 und S. 100-108

Thoma *zu Thode und Liebermann:* in Frankfurter Zeitung, 13. 7. 1905

Veit: Die Nazarener, AK. Frankfurt a. M., Städel, 1977, S. 263f., S. 264 (Passavant)

Wölfflin *über Marées:* Heinrich Wölfflin, Kleine Schriften, hrsg. v. Joseph Gantner, Basel 1946, S. 75f.

Die gute und die schlechte Kirche

Im Dürer-Jahr 1971 holten die Nürnberger Litfaßsäulen den gefeierten Sohn der Stadt in die anonyme Öffentlichkeit zurück, aus der zu dessen Lebzeiten nicht wenige Käufer seiner Druckgrafiken gekommen waren. (Sie erwarben Bildware, nicht unbedingt Sammlerwerte). Zu sehen war der plakatgroß reproduzierte Kopf einer verhärmten, alten Frau – das 1514 entstandene Bildnis von Dürers 63-jähriger Mutter. Darüber sagt das Plakat freilich nichts aus, dafür befremdete es mit der aufgedruckten Frage: »Würden Sie dieser Frau ein Zimmer vermieten?«

Klaus Staeck provozierte mit seiner Wort-Bild-Montage eine zweifache Verunsicherung, d.h. er nahm am Kunstwerk und an den Betrachter-Passanten einen enttabuisierenden Test vor. Zum einen stellte sein Überfall auf den Rezipienten dessen soziales Gewissen auf die Probe, zum andern entzog er ein berühmtes Meisterwerk der schützenden musealen Aura, um zu erfahren, ob es sich mit einem außerkünstlerischen, obendrein zeitgenössischen Thema belasten lässt. Verfechter der unantastbaren Kunstsphäre reagierten entrüstet. Darf man Dürer polemisch missbrauchen? Wo bleibt dann der Eigensinn des Kunstwerks, seine Selbstbezüglichkeit? Solche Einwände von rechts entsprachen nicht nur dem Reizklima der ausgehenden sechziger Jahre. Sie rührten an dem Kunstbegriff, der sich der ästhetischen Reflexion verdankt und auf Kant und Hegel zurückgeht. Kunst rechtfertigt sich demnach nicht mehr als instrumentales Zeichen eines Glaubensbekenntnisses, sondern als Anlass für die denkende Erörterung der »Gesichtspunkte«, denen das Kunstwerk seine Entstehung verdankt. Hegel formulierte das so: »Die Kunst ladet uns zur denkenden Betrachtung ein, und zwar nicht zu dem Zwecke, Kunst wieder hervorzurufen, sondern, was die Kunst sei, wissenschaftlich zu erkennen.«

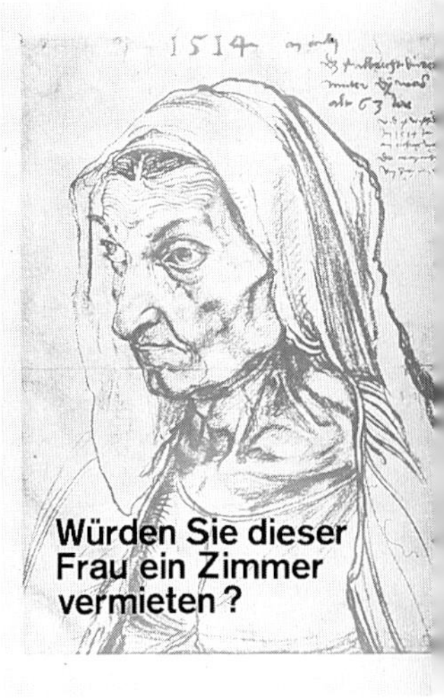

Albrecht Dürer/
Klaus Staeck, Sozialfall

Diese Fragen beschäftigen hierzulande das kritische Nachdenken nicht erst seit dem Anbruch der ästhetischen Reflexion. Sie leiten sich von dem Augenblick her, da Luther die Bildkünste problematisierte. Im Gottesdienst fortan entbehrlich geworden, durften sie gleichwohl – anklagend und verkündend – an seiner Glaubensbotschaft mitwirken. Die von Luther provozierte Frage nach Vermögen und Unvermögen der Bildkünste betrifft zwar in erster Linie deren Stellung im Weltbild der Protestanten, doch in dem Maße, in dem dieses das Bewusstsein der Deutschen von sich selbst prägt – »Was immer auch an Neuem geschaffen wird, es geht von Protestanten aus« (Plessner) –, sind das eminent deutsche Fragen, deren Erörterung bis heute andauert.

Die Leidenschaft, mit der die Künstler sich einen Wirkungsort in der Gesellschaft erstreiten, macht ihr Tun zum Religionsersatz. Es geht nicht bloß um künstleri-

sche Positionen, sondern um eine, die Kunst als Kunst überschreitende Selbstverpflichtung. In diesem Erweckungspathos ist noch immer Luthers Einspruch in die geistlichen und weltlichen Machtstrukturen zu verspüren. Davon bekommt das Wollen und Suchen der Künstler den bekenntnishaften Einschlag, der als spezifisch deutsch verstanden wird. Jener nicht unerhebliche Teil der deutschen Künstler, den ich dabei im Auge habe, gibt sich nicht mit der formalen Innovation zufrieden, sondern strebt eine Menschheitserneuerung an. Dieser Reformwille lässt sich an unterschiedlichen Positionen nachweisen. Der Gedanke der Erneuerung ist in den Kontrastpaaren Chodowieckis enthalten, besonders da, wo ein beinahe nacktes Paar die »Natur« verkörpert. Runge rechtfertigte seine Kunst mit einer Botschaft: »Die Kunst ist ja nur ein Instrument: wie kann denn Ein Instrument der Zweck seyn? Diese Kunst, die vollendet ist, ist doch wohl nur der Bote von etwas besserem gewesen?« In einem Aufsatz, der 1912 im Almanach »Der Blaue Reiter« erschien, grenzte Franz Marc die »Wilden« Deutschlands von den Französischen »Fauves« ab. Für die Deutschen gehe es um das Wiedererwachen der Mystik. Die »schönsten prismatischen Farben und der berühmte Kubismus sind (ihnen) als Ziel ... bedeutungslos geworden.« Marc glaubt zu wissen, wo das Ziel der Deutschen liegt: »Durch ihre Arbeit der Zeit Symbole zu schaffen, die auf die Altäre der kommenden geistigen Religion gehören und hinter denen der technische Erzeuger verschwindet.« Solche Positionen machten die Verständigung mit den französischen Freunden schwierig, so dass Marc sich von Robert Delaunay sagen lassen musste, er argumentiere scholastisch und sein Mystizismus sei für die Kunst überflüssig.
Das Ende des Ersten Weltkriegs ernüchterte die Köpfe vom irrationalen Überschwang, gab aber zugleich der Überwindung der Kunst durch die Kunst radikale Anstöße. George Grosz verspottete den »Individualitäts- und Persönlichkeitskult« der mit der »Kunscht« getrieben wird. Für ihn war Kunst kein »Selbstzweck«, sondern anderen sozialen Zwecken unterzuordnen. Am eigenwilligsten hat sich Joseph Beuys dieser deutschen Selbstverpflichtung verschrieben. Ihm ging es um nicht weniger als die Befreiung des Menschen zu sich selbst. Diesem Wirkenwollen gilt »der Mensch als sein eigener Schöpfer.« So überschrieb Peter-Klaus Schuster einen Aufsatz über »Dürer und Beuys«, in dem er nachwies, dass das Bekenntnis zu einer ganzheitlichen, das Ästhetische überschreitenden Kreativität auf Dürer und seine Zeit zurückgeht.

Um 1500 war die Erfahrungswelt in den Zugriff einer dialektisch strukturierten Wahrnehmung geraten. Die künstlerische Auseinandersetzung mit den Tatsachen zielte einmal auf deren unbeschönigte Wiedergabe, zum andern auf die messende Ermittlung maßstäblich gültiger Normen. Die formale Bandbreite dieser Bestandsaufnahme schließt das Hässliche und das Ideal-Schöne ein. Leonardo wusste, dass Gegensätze sich steigern, wenn man sie koppelt. Das belegt das berühmte Blatt mit den fünf Köpfen in Windsor. Der mittlere Kopf hat ein ruhiges, ebenmäßiges Profil, die vier ihn umgebenden wirken miss-

gestaltet oder von Leidenschaften bewegt, keinesfalls einem objektiven Regelmaß verpflichtet.
Auch im Norden wird die Erscheinungswelt erforscht, doch letztlich sucht hier die neue, voraussetzungslose Wahrnehmung der Welt ihren Halt sowohl in der totalen Erneuerung des Menschen als auch in der Rückkehr zu den Quellen der christlichen Botschaft. Deshalb erstreckt sich das Koppelungsverfahren auf mehrere Bedeutungsdimensionen. Dürer entwickelte eine Reihe von zehn Profilköpfen, die mit einem Idealkopf beginnt, verschiedene Missbildungen aufzeigt und mit zwei negroiden Köpfen endet, deren tierischer Einschlag die Theorie von Charles Darwin illustrieren könnte. Wird hier wertneutral registriert oder ein Formgefälle konstruiert? Solche Fragen richten sich auch an ein »Frauenbad« von Dürer, wo der schöne Körper einer Jungen dem verbrauchten einer Greisin begegnet. Dürer ist von forschender Objektivität angetrieben, doch kann er den körperlichen Verfall auch mit Würde versehen – im Bildnis seiner Mutter hat er »Häßlichkeit zur Größe erhoben« (Wölfflin).

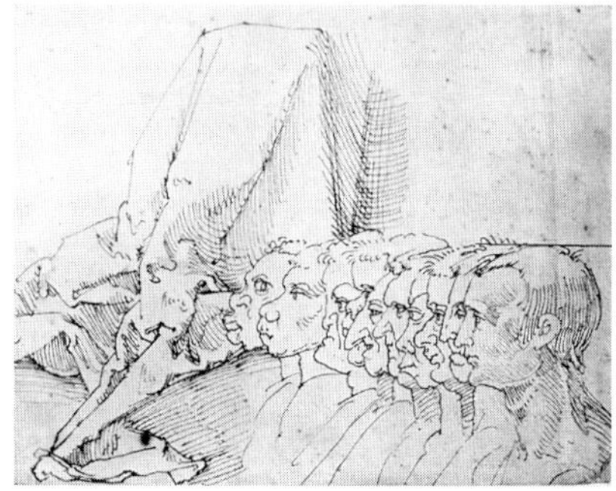

Albrecht Dürer, Zehn Profilköpfe

Aber auch die herkömmliche Art, das Hässliche zu stigmatisieren, ist bei ihm anzutreffen, wenn er die Schergen der Passion mit abstoßenden Zügen versieht oder den jungen Jesus inmitten der Schriftgelehrten darstellt. (Madrid, Thyssen). Einige der Charakterköpfe sind Zerrbilder. Die Koppelung verfährt also nicht wertfrei, sie demaskiert: Dürer projiziert das Schöne (die wissende Unschuld des Kind-Messias) und das Hässliche (die rhetorische Spitzfindigkeit) in ein moralisch-theologisches Spannungsfeld. Das Bildnis eines wohlgestalten jungen Mannes (Wien, Kunsthist. Museum) versieht er rückseitig mit einem Memento, das die zerstörte Kehrseite der physischen Makellosigkeit vorweist: Eine fast zahnlose, halb nackte Alte mit schlaffer Brust und einem um so volleren Geldsack darf als Allegorie des Geizes oder der Vergänglichkeit gelten. Man hat überdies im Wechselbezug von Vorder- und Rückseite eine Anspielung auf das damals beliebte Thema des Ungleichen Paares gesehen. Die Jugend des einen Geschlechts ist dem Alter des anderen gekoppelt. So wird das Laster der blinden Eitelkeit entlarvt.

Der Akzent solcher Paarungen verschiebt sich eindeutig in die kritische Parteinahme, sobald die Luthersche Bildpropaganda damit arbeitet. Nun sind schroffe, antithetische Vereinfachungen gefragt. In idealtypisch konstruierten Situationen wird der gute dem bösen Schächer (der die Züge des Papstes trägt) gegenübergestellt; das Haus des weisen Mannes dem des Unweisen (Matt. 7,24); der gute dem papistischen Prediger, das Kreuz Christi den Freuden der Welt; der Sieg der guten über die schlechte Kirche. Holbein zeigt Christus, wie er die Gläubigen zum Licht der Welt führt, indes der Papst und sein Gefolge in

den dunklen Höllenschlund verwiesen werden. Der Gegensatz von Gesetz und Gnade gehört ebenfalls in diese Strategie, er stellt das Alte dem Neuen Testament gegenüber.
Besonders breit und lehrhaft hat Lukas Cranach d.Ä. den Gegensatz zwischen dem wahren Glauben und seinem päpstlichen Missbrauch ausgeführt. In den dreizehn Bildpaaren seines »Passional Christi und Antichristi« (Wittenberg 1521) kontrastiert er den Bibelglauben der Lutheraner mit den weltlichen Machtansprüchen der römischen Kirche, wobei die von Melanchthon ausgewählten Zitate aus Bibel und Kirchenrecht die Bildwirkung unterstützen.
Luther war gut beraten, seine Gleichgültigkeit gegenüber den Bildern – »man kann sie haben oder nicht haben« – zu vergessen und das Bild als Waffe zu gebrauchen. Die in der Regel als Holzschnitte verbreiteten Pamphlete setzten den Gut-Böse-Konflikt in griffige, einprägsame Schwarz-Weiß-Kontraste um. Das sicherte ihnen Lesbarkeit und Breitenwirkung. Solcherart kam eine bald anklägerisch zupackende, bald umständlich belehrende Bildpraxis zustande, deren Energien freilich versickerten, als die neue Lehre sich in der evangelischen »Zwangsstaatskirche« verfestigte. Von den Parteien des Dreißigjährigen Krieges wieder in Anspruch genommen, fehlten den Bildattacken die zündenden Leitgedanken und die starken Persönlichkeiten: Die Produktion war beträchtlich, doch ihr künstlerischer Rang bescheiden. Erst als im 18. Jahrhundert der Konfessionalismus verfiel und das protestantische Bewusstsein eine »bürgerliche Geschmacks- und Lesekultur« hervorbrachte, wurde die Nation als Bildungsinhalt entdeckt. Zugleich deutete sich ein neuer Sendungsauftrag für die Bildkünste an. Nunmehr gelang es, der Lutherschen »Weltfrömmigkeit« neue Bildinhalte und -formen zu erfinden. Das taten Runge und Friedrich, zwei Einzelgänger, deren unvermutetes Auftreten sich auf keine Tradition stützen konnte und weitgehend folgenlos blieb.

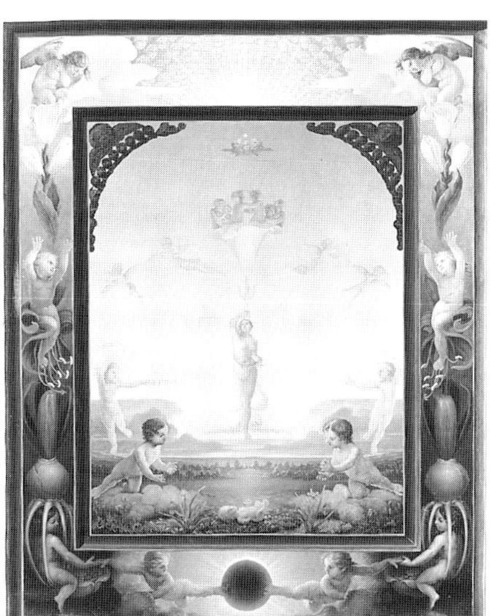
Philipp Otto Runge, Der kleine Morgen

Im »Morgen«, seinem Hauptwerk, hat Runge sein kompliziertes Weltbild am anschaulichsten entfaltet. Sein Denken beruht, vereinfacht gesagt, auf dem dynamischen Zusammenwirken gegensätzlicher Kräfte. Runge sieht das Weltgeschehen und den Menschen in einem fortwährenden, gottgelenkten Prozess des Bildens, Umbildens und der Zerstörung. So setzt er die Trinität in Farben um, jenseits derer das Gute (weiß) und das Böse (schwarz) stehen. Sie befinden sich außerhalb unseres wahrnehmenden Begrei-

fens, weshalb wir auf die Farben als vermittelnde Zwischenträger angewiesen sind. In Runges Farbenlehre heißt es: »Wie Licht und Finsterniß die beiden unendlichen Kräfte sind, die alle Erscheinung verschlingen, so leben auch alle Dinge in denselben in ewiger Erzeugung und Auflösung«. Letzlich ist alles »einig und getrennt in einem Wesen«. Solchen Gedanken würde Franz Marc zugestimmt haben, der eines seiner Bilder »Kämpfende Formen« (München, Neue Pinakothek) nannte. Runge konnte seine, Antinomien überwindenden Bezugssysteme auf Jakob Böhme (1575–1624) stützen, der in seiner mystischen Kosmogonie Tag und Nacht, Licht und Finsternis als komplementäre Kräfte auffasste, wobei für ihn das negative, zerstörerische Prinzip notwendig in Gott selbst mitenthalten war. Alles Leben ist demnach notwendig gut und böse. Das war häretisch gedacht und veranlasste den Görlitzer Hauptpastor, einen Hüter des biblischen Buchstabenglaubens, über Böhme ein Schreibverbot zu verhängen.
Der schlesische Schuster-Philosoph steht nicht nur hinter Runges vielschichtig korrespondierenden Weltentwürfen, auf sein Werk gehen auch die von Lineal und Zirkel getragenen Konstruktionen der vier »Zeiten« zurück. Zwar wurden sie zu Recht als revolutionär empfunden: Goethe nannte sie »ein wahres Labyrinth dunkler Beziehungen« und fand sie (im Gespräch mit Sulpiz Boisserée) »zum Rasendwerden, schön und toll zugleich.« Diese Erfindungen kamen jedoch nicht ohne bescheidene Vorbilder zustande. Das zeigt ihr Vergleich mit den Titelblättern der 1682 in Amsterdam erschienenen Böhme-Ausgabe, die bereits den Zusammenfall der Gegensätze in geometrischen Grundfiguren behandeln.

Ohne spekulativen Aufwand setzte Friedrich die protestantische Weltfrömmigkeit in vielschichtige Bildgedanken um. Seine »Frau vor der Morgensonne« in Essen ist in ihrer Haltung ganz und gar seine Erfindung, zugleich steht sie im Bezugsfeld der protestantischen Gläubigkeit, wie sie etwa Sebald Beham in einem kleinen Holzschnitt darstellte: David, der sich im Gebet kniend der aufgehenden Sonne zuwendet. Die Landschaft ist so unscheinbar wie jene, die Chodowiecki 1791 für eine seiner kleinen Radierungen verwendete: im Vordergrund ein Reisewagen, im Mittelgrund ein bescheidenes Kirchlein, dahinter der Sonnenaufgang, der Titel des Blattes lautet programmatisch »Aufklärung«. Davon wird das Naturereignis vergeistigt und der Schöpfungsgedanke an der vernünftigen Erhellung der Erfahrungswelt beteiligt: aus ihm kommt das »Licht der Welt.«

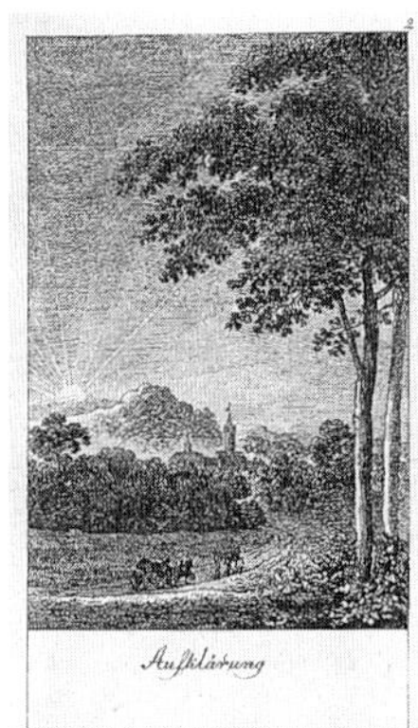

Daniel Chodowiecki, Aufklärung

Weltfrömmigkeit verbindet sich mit Werkheiligung in den »Sieben Gegenden aus Salzburg und Berchtesgaden« (1823) von Ferdinand Olivier. Die Schauplätze sind in der Landschaft nachweisbar, die der Titel angibt. Genaue Topografie verbindet sich mit zurückhaltender Stilisierung des menschlichen Tuns. Die bäuerliche Welt wird von gottesfürchtigen Geschöpfen verkörpert, die ihrer alltäglichen Arbeit die Würde eines Gebets aufprägen. Diese Alltagsheiligung bedarf keines Gotteshauses. Besonders einer der Wochentage, der Montag mit der

Zimmermannsfamilie, erinnert an die Kapitel in »Wilhelm Meisters Wanderjahren«, in denen der Titelheld einer »heiligen Familie« begegnet. Ort der Handlung ist ein verfallenes Kloster. Was davon erhalten blieb, dient »Sankt Josef dem Zweiten« für das Christentum der guten Werke. Dieser protestantischen Verweltlichung des Bibelgeschehens verdankt der Alltag auch später die religiöse Erhöhung. Ich denke an die Art, wie Fritz von Uhde die Taten des Erlösers im Genrebild unterbrachte.
Oliviers Titelblatt »Zueignung« ist der Künstlermythologie gewidmet. Es zeigt den Stammbaum der deutschen Kunst. An der mächtigen Eiche ist eine Dürers Kupferstich zitierende Auferstehung Christi angebracht. An den Zweigen hängen 56 Tafeln mit den Namen der »neudeutschen Künstler« – sämtlich Oliviers Zeitgenossen. Runge fehlt, Pforr, damals schon tot, nimmt den Ehrenplatz in der Krone des Baumes ein. Es ist nicht zu übersehen, dass Olivier Gruppierungen vornahm: rechts sind seine Künstlerfreunde, die Nazarener, vereint, die sich die religiös-patriotische Erneuerung der deutschen Kunst vorgenommen haben, links Landschafter, Bildhauer und Architekten verschiedener Herkunft. Eine polemische Kontrastkoppelung der beiden christlichen Bekenntnisse hat der Protestant Olivier jedoch offenbar vermieden, eher dürfte ihm die Versöhnung beider vorgeschwebt haben. Indes: Wird die Kunstübung sakralisiert und der Künstler zum Glaubensapostel, dann kommt den Nazarenern mehr Gewicht zu als den andern.
Für Olivier und seine Gesinnungsfreunde war die katholische Kirche die gute und wahre, doch bald sollte sie sich wieder einmal als die schlechte erweisen. 1835 zeichnete der junge Menzel »die fünf Sinne«, zwei Jahre später das »Vater Unser«. Beide Male erfand er Arabesken, in deren Geflecht sich Erzählepisoden aufhalten, die den Glaubenszwiespalt kommentieren. Das »Vater Unser« behandelt den wahren, den evangelischen Glauben, das andere Blatt dessen Perversion durch die Katholiken und ihren Kult: Der Priester zeigt die Hostie (der Gesichtssinn), ein Mönch umarmt sein Beichtkind (das Gefühl), zwei Mönche genießen verstohlen den für die Kranken bestimmten Wein (der Geschmack) ...

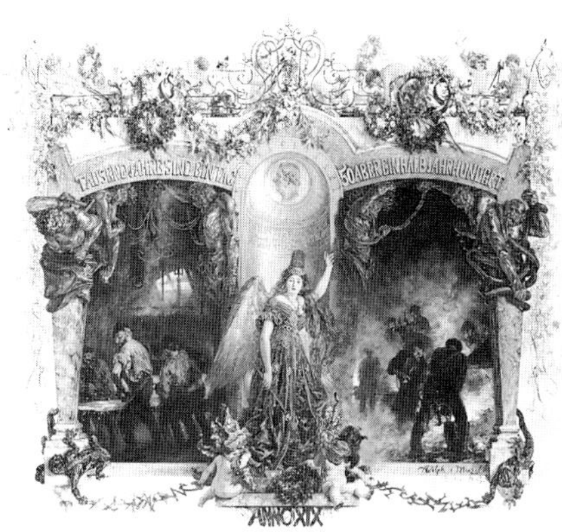

Adolph Menzel, Gedenkblatt für Heckmann

Später lenkte Menzel sein kritisches Gespür für Wahrheit und Pose, für das Echte und das Falsche auf die Arbeitswelt und ihre Konflikte. Zunächst spitzte er den Gegensatz von Herr und Knecht auf die Metapher von Licht und Finsternis zu. Die Ausbeuter stehen im Licht, »die im Dunkeln sieht man nicht.« Im Gedenkblatt zum Jubiläum der Heckmannschen Metallfabrik (1869) benutzte er listig die spielerischen Möglichkeiten des Arabeskengeflechts, um die Welt des schönen Scheins zu entlarven. Sechs Karyatidhermen, von Metallbändern gebändigt, demonstrieren aufbegehrende proletarische Energien. Sie rahmen zwei Einblicke in die düsteren Werkhallen. Vor dieser unbeschönigten Realität hält sich im Licht einer goldenen Nische eine geflügelte weibliche Allegorie auf. Ihrer Arglosigkeit ist das Firmenglück anvertraut.

Im »Eisenwalzwerk« (1872/75) geht Menzel subtiler vor. Als bloße Randfigur steht der Firmenchef links im Hintergrund, isoliert und von niemandem wahrgenommen. Die Arbeitswelt hat sich verselbstständigt, ihr kollektiver Rhythmus bestimmt den ganzen Bildbau. Ein letztes Mal befasste sich Menzel 1900 mit den Konflikten der Fabrikarbeit, indem er mit satirischer Schärfe Partei für die im Dunkeln Stehenden ergriff. Der »Besuch im Eisenwalzwerk« spielt sich im Rücken eines herausfordernd respektlosen Arbeiters ab, dessen Arme kampfbereit eine Eisenstange (oder eine Schaufel) halten. Die Erregung seiner Gesichtszüge gilt der Begrüßung zwischen dem Firmenchef und einem, von zwei Damen begleiteten Zylinderherrn – provozierende Fremdkörper inmitten der Arbeitswelt. In den beiden Herren deuten sich die leeren Physiognomien von Grosz an, der Arbeiter stammt von Dürers Apostelköpfen ab.

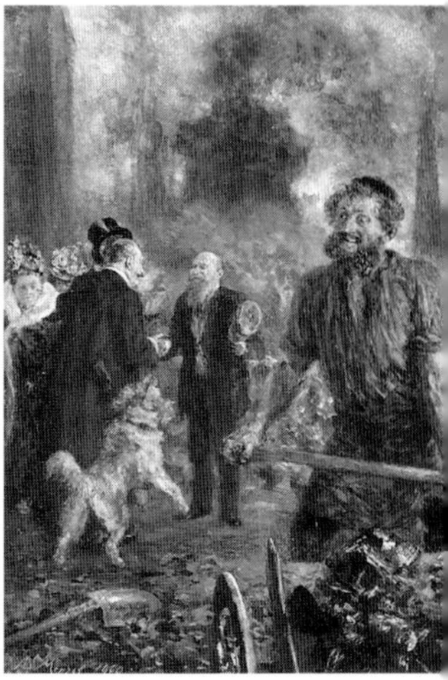

Adolph Menzel,
Besuch im Eisenwalzwerk

Neben Menzel war es Max Klinger, der kritische Kommentare zu den inneren Widersprüchen des Kaiserreichs lieferte – zu Widersprüchen, die allesamt die Bezeichnung »Kulturkampf« verdienen. Damit ist nicht nur der Konflikt zwischen den beiden christlichen Kirchen gemeint, der in den Siebzigerjahren die deutsche Innenpolitik beschäftigte, sondern auch der Streit um die moderne Kunst, dem wir schon bei Liebermann, Thode und Thoma begegnet sind. Beide Male glaubten die Deutschgesinnten sich gegen Überfremdung wehren zu müssen: einmal gegen den römischen Papst, das andere Mal gegen die französische Kunst, beides Importe aus der romanischen Welt, der die Germanenseele seit Luther misstraut. Die Parteinahme Wilhelms II. für die Kunst der hohen Ideale richtete sich gegen den »Erzfeind« und schloss die Warnung vor Strömungen ein, die den Menschen in den Rinnstein hinabziehen. So geriet die Frage nach der wahren und echten Kunst unter chauvinistische Vorzeichen und zugleich in den Konflikt der Klasseninteressen.

Im Rückblick stellt sich das Werk von Klinger als der Versuch dar, abwechselnd die verschiedenen Facetten dieser Antinomien zu erproben. Sein »Christus im Olymp« (1897) behandelt die »fatale Grundgegensätzlichkeit« zweier Religionen, zweier Gottheiten, zweier Menschheiten. So der Wiener Kritiker Ludwig Hevesi, der in dem riesigen Gemälde »eine urdeutsche, teutonisch wilde Phantasie« wahrnahm. Wieder kommt der Zusammenstoß zum Austrag, der sich in der Lutherzeit zwischen der neuen Kirche des Reformators und der »heidnischen« Papstkirche ereignete.

Max Klinger,
Märztage II

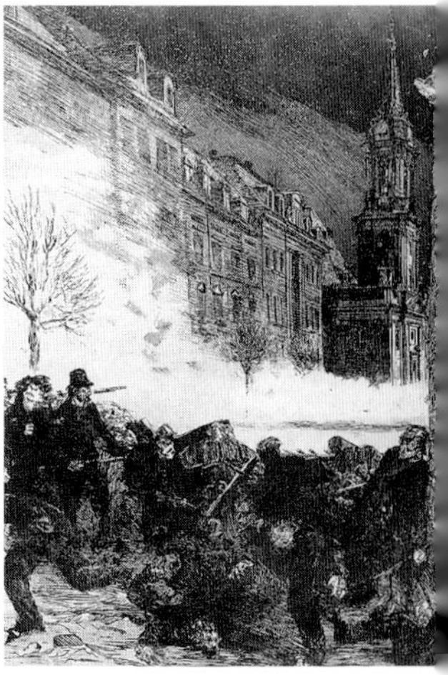

Der Dialektiker Klinger war im Idealen wie im Realen zu Hause. Seine »Dramen« (op. IX, 1883) geben enthüllende Einblicke in die Kehrseiten der Gründerzeit (1878 wurde das Sozialistengesetz erlassen) und zeigen den Radierer als einen Meister der kühlen Sachlichkeit. Klinger wollte Zola den Zyklus widmen. Daneben erfand er – etwa in der »Brahmsphantasie« (1894) – dem pathetischen Geschmack des Bildungsbürgers heroische Idealwelten, in die er sich aus der »schlechten« Wirklichkeit zurückziehen konnte.

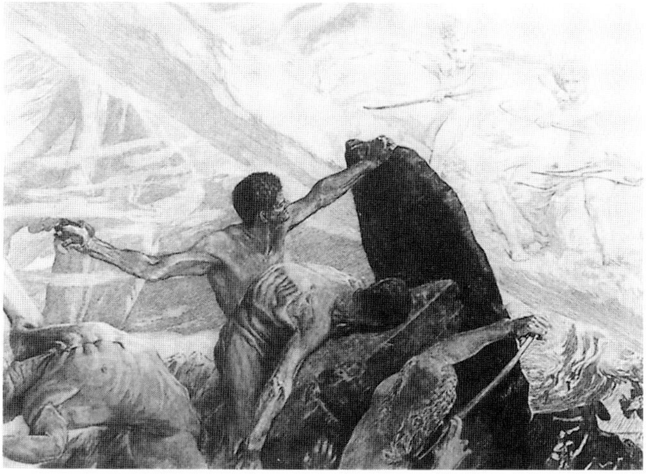

Max Klinger, Titanen

Damit sind die Ausgangspositionen der Kunstkämpfe benannt, die sich im 20. Jahrhundert zwischen der wahren (guten) und der falschen (schlechten) Moderne abspielen werden. Was Licht ist für die eine Partei, ist Irrlicht und Verführung für die andere.

Die Aufbruchstimmung des Jahrhundertbeginns inspirierte umarmende Wunschvorstellungen, wie sie etwa das Brücke-Manifest von 1905 formuliert: Es ist ein Aufruf an alle, die den »wohlangesessenen Älteren« Bewegungsfreiheit abringen wollen: »Jeder gehört zu uns, der unmittelbar und unverfälscht (!) das wiedergibt, was ihn zum Schaffen drängt.« Derselbe Impuls trägt die Verkündigungsprosa des Blauen Reiters (Marc, Kandinsky).

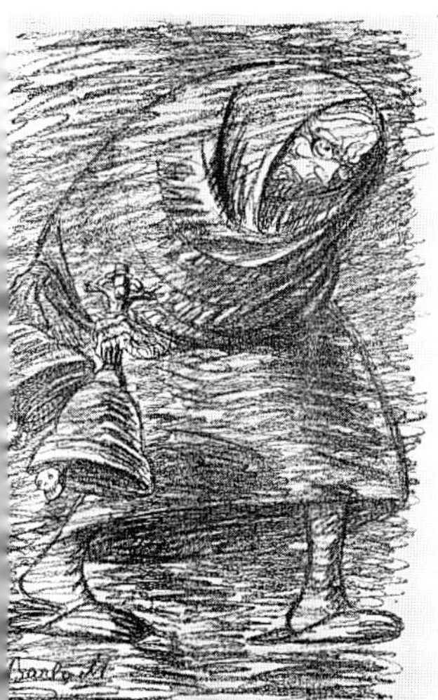

Ernst Barlach, Bethlehem Steel Company

Als diese Menschheitshoffnungen im 1. Weltkrieg zerbrachen, war wieder die Stunde gekommen, die schlechte Wirklichkeit und ihre Kunstlügen zu entlarven. Hinter Ernst Barlachs »Die Bethlehem Steel Company« (1915) steht die Kontrastkoppelung von Cranachs »Passional«. Es geht um die »schlechte Kirche« und um den Kult des Mammon, dem John Heartfield 1934 eine Fotomontage widmen wird. Sie zeigt eine zweitürmige, aus Granaten bestehende Kirche, geschmückt mit dem Hakenkreuz und den Symbolen für Dollar und Pfund. Der Titel lautet: »Gesang der Ewig-Gestrigen: Wir beten an die Macht der Bomben.« Zu diesem Gottesdienst scheint der Vermummte von Barlach, vermutlich eine Anspielung auf den US-Präsidenten Wilson, unterwegs. Der Gekreuzigte bietet den Nutznießern des Krieges buchstäblich eine Handhabe: Die Klöppel, die den Massenmord einläuten, sind mit Totenköpfen geschmückt. Sein Glaubenszweifel gab Barlach am 12. Juni 1916 die Frage ein: »Kann der Mensch einen Gott ertragen?« Er kann es offenbar nur, indem er ihn zu seinem Komplizen herabwürdigt: »Gott ist angestellt als Pfänder, als Polizist von den Reichen. Sie selbst passen auf und behaupten: Gott tut es.« (Tagebuch, 28. Februar 1916) Zur selben Zeit schrieb Karl Kraus in Wien einen Aphorismus, der Barlachs Lithografie lakonisch erläutert: »Paternoster heißt ein Lift. Bethlehem ist ein Ort in Amerika, wo sich die größte Munitionsfabrik befindet.« Kraus war ein vorbehaltloser Kriegsgegner, der nicht zwischen guten und schlechten Kriegen unterschied – im Gegensatz zu Barlach, der gut lutherisch in Hindenburg, dem »Drescher von Masuren«, ein Gottesgericht begrüßte.

Das Morden an den Fronten setzte sich nach der militärischen Niederlage in der hysterischen Selbstzerstörung der bürgerlichen Welt fort. Nun traten die Larven auf, in denen George Grosz das »Gesicht der herrschenden Klasse« erkannte. Schon vor dem Krieg plante er ein Mappenwerk über die (böse) Hässlichkeit der Deutschen. Max Beckmanns lithografischer Zyklus »Die Hölle« (1919) enthält ein gleichnishaftes »Martyrium« – eine wahre Orgie aus spitzen, zackbrüchigen Formen. Die Frau, deren Misshandlung die Kreuzigung parodiert, ist ein Opfer, aber keine Glaubenszeugin.

Von niemandem hat sie Beistand zu erwarten. Die ferne dreitürmige Kirche verkörpert eine Institution, deren Macht in Ohnmacht erstarrt ist.

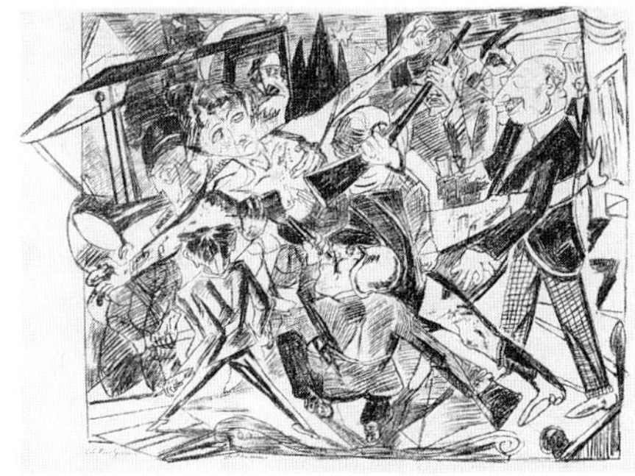

Max Beckmann, Martyrium

Diese Silhouette ist das finstere Gegenstück zur neuen, wahren Kirche, die Feininger als verheißende Lichtkathedrale auf das Erste Bauhaus-Manifest von 1919 setzte. Sie veranschaulicht Gropius' Vision des neuen Baues der Zukunft, »der aus Millionen Händen der Handwerker einst gen Himmel steigen wird als kristallenes Sinnbild eines neuen kommenden Glaubens.« Verknüpft man diesen visionären Aufbauwillen mit dem anarchischen Zorn, der reinen Tisch machen möchte, so hat man die beiden linken Positionen, hinter denen die Bildpamphlete der Lutherzeit stehen. Zur Vernichtung der alten, schlechten Welt gehört die Ausrufung einer neuen. Im Namen Letzterer befanden George Grosz und Wieland Herzfelde (der Bruder John Heartfields) 1925: »Der expressionistische Anarchismus muß aufhören ... Das Getute um das eigene Ich ist vollkommen belanglos.« Mit blasphemischer Wut entlarvte Grosz die blasphemische Vereinnahmung des Heilands durch die Herrschenden, indem er dem Gekreuzigten eine Gasmaske aufsetzte. Die Antwort der Betroffenen war ein Prozess wegen Gotteslästerung, den Grosz 1931 in fünfter Instanz gewann. Nach der ersten Verhandlung hatte man ihn verurteilt, worauf er aus der evangelischen Kirche austrat.

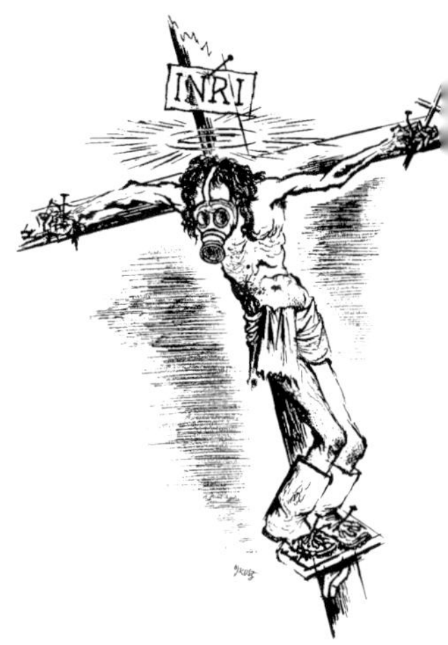

George Grosz, Christus mit der Gasmaske

Auch ein anderer Hässlichkeitsfanatiker, Otto Dix, blickte gebannt in das Panoptikum, in dem Krüppel, Zuhälter und geile »Ungleiche Liebespaare« ihre Instinkte ausleben. Zugleich ging die Erinnerung des Frontsoldaten im Zyklus »Krieg« (50 Radierungen, 1924) zurück in das Chaos der Materialschlachten der Westfront. Wie bei Dürer hat die Hässlichkeit bei Dix zwei Seiten: sie kennzeichnet die dumpfe, animalische Begierde und die geschändeten Opfer, denen der Krieg das menschliche Antlitz verwüstet hat.

Otto Dix, Besuch bei Madame Germaine

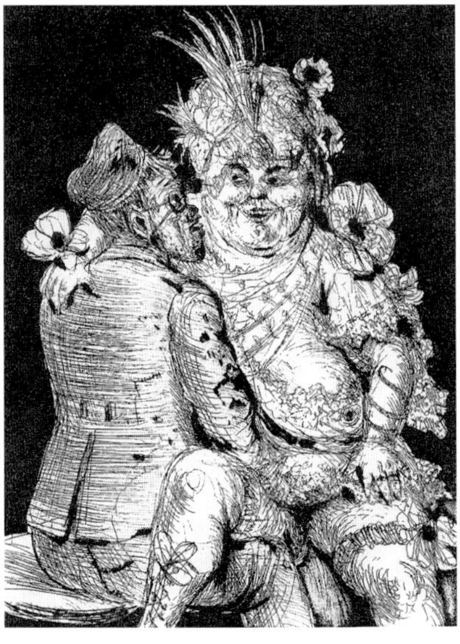

Käthe Kollwitz hatte kein Auge für die Fratzen der verkehrten Welt, aber auch die Zukunftsvision des Bauhauses erweckte in ihr keinen Widerhall. In ihren Anfängen von Menzel, Liebermann und Klinger gefördert, stellte sie sich seit dem Weberaufstand (1893/98) und dem Bauernkrieg (1903/08) auf die Seite der Entrechteten. Ihre Parteinahme musste sich nicht der »Jünger des ersten Christentums« vergewissern, um – wie Marc im März 1914 schrieb – »Kraft zur inneren Stille« zu finden. Im Gedenkblatt für Liebknecht (1920) beklagte sie keinen legendären Apostel, sondern erhöhte ein Opfer des deutschen Bürgerkrieges zur legendären Gestalt. Der Holzschnitt steht in der Tradition der

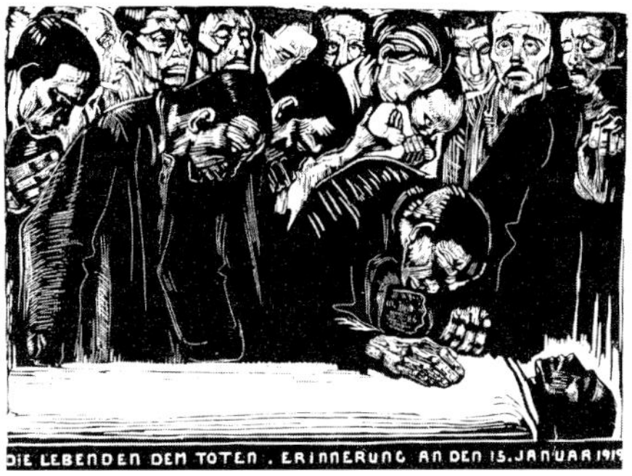
DIE LEBENDEN DEM TOTEN . ERINNERUNG AN DEN 15. JANUAR 191

Käthe Kollwitz, Gedenkblatt für Karl Liebknecht

christlichen Totenklage um einen Glaubenszeugen. Gleichwohl ist sein Thema weniger der Tote als der Fries der Trauernden.
John Heartfields Tonlage war nicht das Requiem, sondern die ironische Fotomontage. Nicht nur die Koppelung von Bild- und Wortzitaten verweist auf die Kunstgriffe der Reformationszeit, auch ikonografisch lässt sich dieser Zusammenhang belegen, etwa wenn Heartfield dem Gegner Tierköpfe aufsetzt, die Rüstungsindustrie (darunter Bethlehem Steel) zu Gotteslästerern erklärt, den Kreuztragenden zum Opfer der neuen Staatskirche macht und die Opfer des NS-Regimes aufs Rad flicht (»Wie im Mittelalter – so im dritten Reich.«)

Hitler, Goebbels und Rosenberg gaben dem deutsch-deutschen Zwiespalt eine neue Variante. Sich selbst und ihre Partei erklärten sie zu Hütern der wahrhaft deutschen Werte und verteufelten alle, die sich nicht ihrer rassistischen Messlatte einfügten. Rechte und Linke, Träumer und Klassenkämpfer wurden von den Akademien gejagt, ihre Werke aus den Museen entfernt, verschleudert und vernichtet. Ins Exil getrieben, saßen nun alle Ausgegrenzten in einem Boot und verkörperten das andere, bessere Deutschland.
Käthe Kollwitz starb verfemt in den letzten Tagen des Zweiten Weltkrieges, 1950 kehrte Heartfield aus dem englischen Exil nach Berlin zurück. Beide wurden von der DDR zu Kultfiguren erhoben, an denen sie ihr Selbstverständnis orientierte. Wieder ging es um die deutsche Ichspaltung. Die Ideologen der Staatspartei ernannten den »ersten deutschen Arbeiter- und Bauernstaat« zum besseren Gemeinwesen und erhoben Erbansprüche auf die Tradition, die von den Namen Dürer, Luther, Lessing und Heine verkörpert wird. Dieser geschickten Geschichtsklitterung stand die Bundesrepublik achtlos, desinteressiert, aber auch hilflos gegenüber, denn für ihre westlich orientierte Internationalität (mit anfangs klerikalem Einschlag) war die Geschichte kein Thema, die nationale Identität noch weniger.
Beide Staaten mussten die Ansprüche ihrer Verfassung (bzw. des Grundgesetzes) an der Verfassungswirklichkeit messen lassen. Die Sprachregler der DDR gaben der Wirklichkeit den potemkinschen Anstrich des Ideals, indes die kritischen Medien in der Bundesrepublik nichts unterließen, den Abstand zwischen deren »freiheitlich demokratischer Grundordnung« und der Praxis nachzuweisen.
Bis heute hat niemand nachdrücklicher und einfallsreicher in diese Grauzonen und andere Schönheitsfehler der Demokratie hineingeleuchtet als der Grafiker und Rechtsanwalt Klaus Staeck. Er sieht die Aufgabe der Kunst darin, »Gegenbilder zu entwerfen, sich einzumischen, Widersprüche zu formulieren, die Routine zu unterlaufen, statt Klischees zu bestätigen ...« Diesen Grundsatz verwirklichte der gebürtige Dresdener in der wenig geliebten Bundesrepublik, in der er seit 1956 lebt und sich letztlich so wohl fühlt wie der Hecht im

Karpfenteich. Im anderen Deutschland konnte es keinen Gegen-Staeck geben. Unverschlüsselte Kritik am real existierenden Sozialismus war nicht zugelassen. Selbst ein Heartfield, seit 1957 in die Nische des Nationalpreisträgers entrückt, durfte nur die Missstände im »imperialistischen Lager« beim Namen nennen, während Staeck, sein legitimer Erbe, innerhalb eben dieses Lagers seine Pfeile nach allen Richtungen abschießen konnte – eingeschlossen das Dürer-Plakat. Im Staat der verordneten und kontrollierten Erberezeption hätte man ihm diese Klischeezerstörung als Sakrileg ausgelegt.

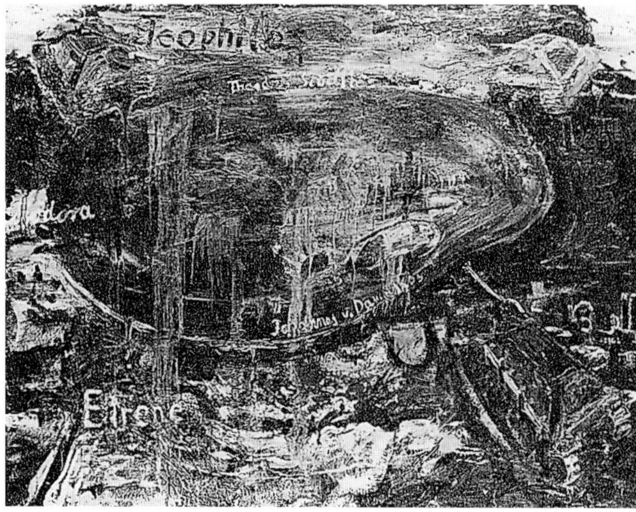

Anselm Kiefer, Bilderstreit

Mit einem anderen geschichtlichen Erbe setzte sich Anselm Kiefer auseinander, als er in den Siebzigerjahren Bilder zum byzantinischen »Bilderstreit« des 8. Jahrhunderts malte. Dabei stand ihm auch das Problemfeld der Moderne vor Augen, das Bild als rationales Argument und als irrationale Wirkungsmacht. Im historischen Exkurs entdeckte Kiefer die Keime der Kontroverse, die gerade wieder in den gegensätzlichen Bildauffassungen der beiden deutschen Teilstaaten aufbrach. Er malte eine Palette wie eine riesige Landschaft. Von Panzern umkämpft und getroffen, trieft Blut aus der Farbfläche. Malerei - im Zustand ihrer noch verfügbaren Formlosigkeit - wird zum Schlachtfeld der Parteien, der Gestaltungsakt von den Geschossen der Panzer vorweggenommen und zugleich seines Rechtes beraubt. Machtlos liegt der Maler am Rande des Geschehens, von den Ideologen aus dem Feld geschlagen. Ein skeptisches Bild.

Der Künstler zwischen Macht und Ohnmacht – in dieser, Christus nachempfundenen Doppelrolle sah sich Dürer: im Münchener Selbstbildnis als Pantokrator, in der Bremer Zeichnung von 1522 als Schmerzensmann mit den Marterwerkzeugen. Einen ähnlichen Rollentausch nahm Katharina Sieverding vor, als sie 1993 das Wendejahr '89 mit einer Foto-Text-Montage kommentierte und damit an die Öffentlichkeit ging. An den Plakatwänden der Berliner U-Bahnhöfe war die Behauptung »Deutschland wird deutscher« zu lesen. Das dem Zitat aus der »Zeit« unterlegte Foto machte die Pseudo-Parole zu einer bedrohlichen Warnung. Sieverding, eine erprobte Selbstdarstellerin, hatte aus ihrem Fundus ein Foto herausgeholt, das sie als Zielfigur eines Messerwerfers zeigt. Die Unschärfe der Wiedergabe gibt den Messern etwas von einem kalten Heiligenschein. Die Künstlerin als Opfer und Gegenstück zum Schmerzensmann – solcher Rollentausch ist legitim. Dürer dachte beim Schmerzensmann an sich selbst, und als er einen kummervollen Bauern für den Entwurf einer Bauernsäule zeichnete, mag er wohl auch an den gedemütigten Christus gedacht haben. Beide verbindet der »Ausdruck von Elend und Hilflosigkeit«. Wie ein pervertier-

Albrecht Dürer, Selbstbildnis als Kranker

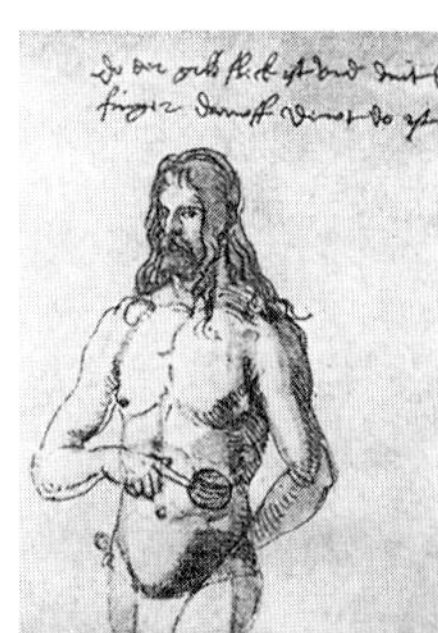

Katharina Sieverding,
Deutschland
wird deutscher

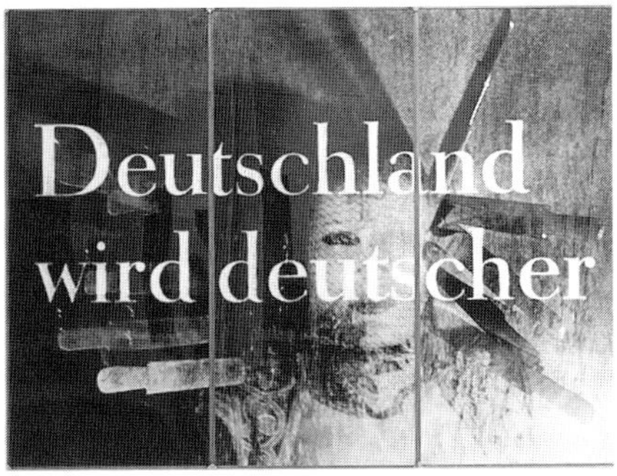

tes Kreuz steckt die Waffe des Ritters dem Bauern im Rücken.

Das den im Bauernkrieg Unterlegenen gewidmete Denkmal enthält so wenig eine eindeutige Parteinahme wie Sieverdings Fotomontage. Dürer kritisiert zwar den Adel, aber immer noch fragt die Forschung, ob er auf der Seite der Opfer stand. Argwöhnte er vielleicht, der Sieg der Bauern würde Deutschland auf schreckliche Weise deutscher gemacht haben?

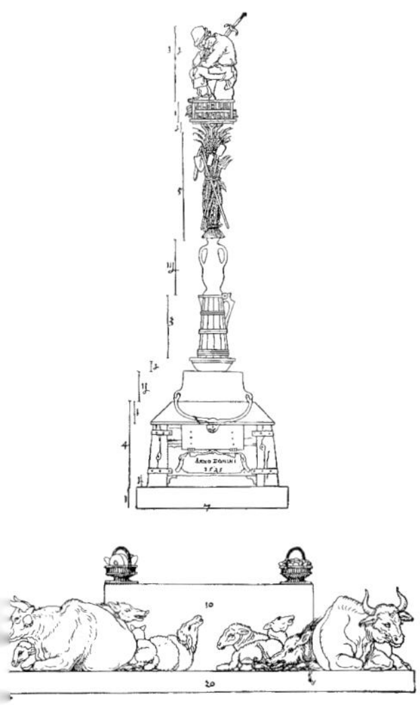

Albrecht Dürer,
Bauernsäule

Im Rückblick auf die vier Jahrzehnte der beiden deutschen Teilstaaten kommt einem die Vermutung, dass die feindlichen Brüder, ohne es zu wissen, über eine Integrationsfigur verfügten: Joseph Beuys (1921–1986). Als im Januar 1988 die Akademie der Künste der DDR die erste offizielle Beuys-Ausstellung (im Berliner Marstall) eröffnete, vermochte sich Manfred Wekwerth, ihr Präsident, nur die blasse Formel abzuringen, dieser Künstler verteidige »den humanistischen Auftrag der Kunst.« Beuys tat das auf einer Längsachse, die tief in die Geschichte zurückreichte, und auf einer Querachse, die sich über alle Ismen, aber auch über die ideologischen Parteiungen seiner Gegenwart hinwegsetzte. Sein messianisch gefärbtes Ethos machte ihn zum Warner, der die Bedrohungen unserer Welt als ein Ganzes ansah, das zu radikalem Umdenken herausfordert. Deshalb hat seine Kritik einen ganzheitlichen Zug. Sie richtet sich nicht nur gegen die Profitinteressen des Kapitalismus, sondern gegen alles, was die Naturgrundlagen unserer Existenz zerstört. Aber Beuys litt auch an den politischen Verwerfungen des Kontinents. In einem Gespräch mit seinen Künstlerfreunden kam er 1985 darauf zu sprechen – als europäischer Deutscher, der seinem Land einen Harmonie-Auftrag zuweisen möchte: »Der Geist von Osten und der Geist von Westen treffen sich in Mitteleuropa. Und die Aufgabe Deutschlands wäre gewesen, die Harmonie zu schaffen. Weil die Deutschen aber ihre eigene Mission nicht begriffen, gab es den Krieg. Der Krieg entstand durch den Kapitalismus, durch den Wettbewerb auf dem Markt. Die Deutschen waren plötzlich zu stark in der Industrie. Das Herz von Europa liegt in Deutschland, und jetzt geht genau durch die Mitte des Herzens die Mauer hindurch.« In dem Gespräch ging es auch um die Wunschvorstellung, eine Kathedrale zu bauen. In dieser Idee steckt wieder die Hoffnung auf die gute, wahre Kirche.

Joseph Beuys,
Zeige deine Wunde

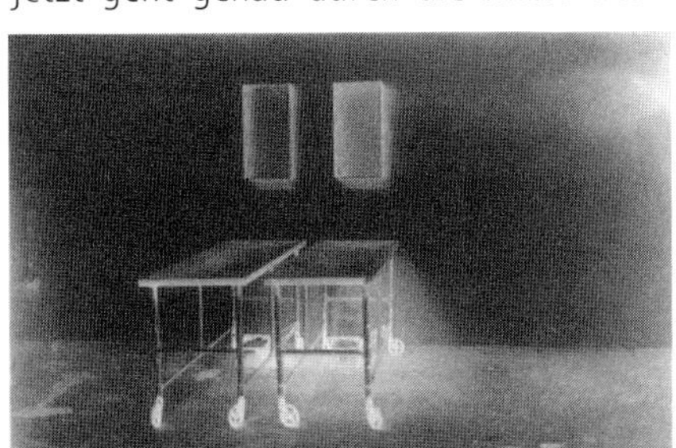

Wer will, kann das Münchener Environment »Zeige deine Wunde« (1975) als Metapher der beiden deutschen Staaten lesen, als Chiffre für ein starres Nebeneinander, in dessen Leere jeder seine Erwartungen und Befürchtungen eintragen konnte. »Zeige deine Wunde« ist der Gestus des Schmerzensmannes, der das gesamte Werk von Beuys durchzieht. Er steht in der Nachfolge Dürers, der sich in seinem gezeichneten Selbstbildnis (1512/13) als Kranker in die Nachfolge Christi stellte (Abb. S. 98).

Literatur- und Quellenangaben zu den Zitaten

Beham *Samuel salbt David:* Hans Sebald Beham, Biblisch Historien, Figürlich gebildet..., Frankfurt/Main 1533

Beuys *der Geist von Osten:* Ein Gespräch: Joseph Beuys, Jannis Kounellis, Anselm Kiefer, Enzo Cucci, Zürich 1986, S. 148

Chodowiecki *Aufklärung:* Aus der Folge: Sechs große Begebenheiten des vorletzten Decenniums, 1791

Delaunay: Delaunay und Deutschland, AK, München 1985/86, S. 498

Dürer *Bauernsäule:* Hans-Ernst Mittig, Dürers Bauernsäule. Ein Monument des Widerspruchs, Frankfurt/Main 1984, (»kunststück«)

Goethe *über Runge:* Richard Benz, Goethe und die romantische Kunst, München o.J. (1940), S. 37

Grosz: George Grosz und Wieland Herzfelde, Die Kunst ist in: Gefahr, Berlin 1925; der *expressionistische Anarchismus:* ebenda, S. 45

Hegel *denkende Betrachtung:* G.W.F. Hegel, Ästhetik, hrsg. v. Friedrich Bassenge, Berlin 1955, S. 58

Hevesi: Ludwig Hevesi, Max Klingers »Christus im Olymp« (1899), in: Acht Jahre Sezession, Wien 1906, S. 108

Kiefer *Bilderstreit:* Luther und die Folgen für die Kunst, AK, a.a.O., Kat. 527

Luther *Bildpropaganda:* Luther und die Folgen für die Kunst, AK. Hamburg 1983, Kat. 33–78

Marc *Die »Wilden« Deutschlands,* in: Almanach Der Blaue Reiter (1912), Reprint hrsg. v. Klaus Lankheit, München 1984, S. 28f.; *Kraft zur inneren Stille:* Vorwort zur 2. Auflage des Almanachs Der Blaue Reiter, Reprint 1984, S. 326

Plessner ... *es geht von Protestanten aus:* Helmuth Plessner, Die verspätete Nation. Über die politische Verführbarkeit bürgerlichen Geistes, Frankfurt/M., 1974, S. 56

Runge *nur ein Instrument:* Ph. O. Runge, Brief vom 30. August 1803, Hinterlass. Schriften, II, S. 237; *Farbenlehre:* Hinterlass. Schriften, I, S. 141 *(Erzeugung und Auflösung)* I, S. 61 (*in einem Wesen,* an Tieck, 29. März 1805)

Schuster: Peter-Klaus Schuster, Der Mensch als sein eigener Schöpfer, in: Süddeutsche Zeitung, Feuilleton-Beilage, 22./23. Juni 1985, Nr. 141

Sieverding: Peter Sager, Totentanz aus dem Computer, ZEITmagazin, 24, 1997, S. 10f.

Staeck: Klaus Staeck; Kunst im Getriebe, in: staeckbrief 33, Nov. 1990, S. 1

Wekwerth: Beuys vor Beuys. Frühe Arbeiten aus der Sammlung van der Grinten, Berlin, AK, Akademie-Galerie, 1988, S. 7

Bildverzeichnis

Grabe, 1521, Tempera auf Lindenholz, Basel, Kunstmuseum. *S. 58*
Käthe Kollwitz, Aus vielen Wunden blutest du, oh Volk, Radierung aus »Weberzyklus«, 1896. *S. 59*
Max Beckmann, Auferstehung, 1916, Öl u. Kohle/Lwd., Stuttgart, Staatsgalerie. *S. 60*
Georg Baselitz, Nachtessen in Dresden, 1983, Kunsthaus Zürich. *S. 61*
A. R. Penck, Systembild, 1961, Öl/Lwd., Galerie Michael Werner, Köln und New York. *S. 63*
A. R. Penck, Weltbild, 1961, Öl auf Hartfaser, Kunsthaus Zürich. *S. 63*
A. R. Penck, Osten – Westen, 1980, Acryl auf Leinwand, Tate Gallery, London. *S. 63*
A. R. Penck, Quo vadis Germania? 1984, Dispersionsf. auf Nessel, Galerie Michael Werner, Köln und New York. *S. 63*
Bernhard Heisig, Preußischer Soldatentanz, 1986/87, ÖL/Lwd., Hamburger Kunsthalle. *S. 65*
Marcus Lüpertz, Schwarz-rot-gold dithyrambisch, 1974, Gouache und Kreide auf Packpapier u. Leinwand, Hamburger Kunsthalle. *S. 65*
Gerhard Richter, 18. Oktober 1977, Erschossener 1 (Andreas Baader), 1988, Öl/Lwd., Frankfurt/Main, Museum für Moderne Kunst, Leihgabe des Künstlers und der MOMA, New York. *S. 66*
Adolph Menzel, Aufbahrung der Märzgefallenen, 1848, Öl/Lwd., Hamburger Kunsthalle. *S. 67*

Germania sucht sich in Italia

Johann Friedrich Overbeck, Italia und Germania, um 1828, Öl/Lwd., Bayerische Staatsgemäldesammlungen München, Neue Pinakothek. *S. 70*
Franz Pforr, Sulamith und Maria, 1810, Öl/Lwd., Schweinfurt, Slg. Schäfer. *S. 71*
Johann Friedrich Overbeck, Verkündigung und Heimsuchung, Zeichnung, Basel, Kunstmuseum. *S. 72*
Philipp Veit, Die Einführung der Künste in Deutschland durch die Religion, 1834–1836, Öl/Lwd., Frankfurt/M, Städel. *S. 72*
Caspar David Friedrich, Gartenlaube, um 1818, Öl/Lwd., Bayerische Staatsgemäldesammlungen München, Neue Pinakothek. *S. 74*
Caspar David Friedrich, Greifswalder Marktplatz, Federzeichnung, 1818, Greifswald, Museum der Hansestadt. *S. 75*
Adolf Schroedter, Rheinisches Wirtshaus, 1833, Öl/Lwd., Bonn, Rheinisches Landesmuseum. *S. 75*
Christian Eduard Boettcher, Sommernacht am Rhein, Öl/Lwd., 1862, Köln, Stadtmuseum. *S. 76*
Moritz von Schwind, Morgensonne, um 1860, Öl/Lwd., München, Schack-Galerie. *S. 77*
Caspar David Friedrich, Frau am Fenster, 1822, Öl/Lwd., Berlin, Schloß Charlottenburg, Galerie der Romantik. *S. 77*
Philipp Otto Runge, Natur, 1810, Entwurf zum Buchumschlag »Natur und Geist«, Hamburger Kunsthalle. *S. 78*
Philipp Otto Runge, Tag, 1803, Zeichnung (Kupferstichvorlage) aus den »Zeiten«, Hamburger Kunsthalle. *S. 78*
Ludwig Richter, Rosenzeit, Holzschnitt. *S. 78*
Hans Thoma, Mutter und Schwester in der Nähstube, 1868, Essen, Museum Folkwang. *S. 79*
Max Liebermann, Näherin, 1875, Öl/Holz, Privatbesitz. *S. 79*
Lorenz Clasen, Germania auf der Wacht am Rhein, 1860, Öl/Lwd., Krefeld, Kaiser Wilhelm Museum. *S. 81*
Hans von Marées, Orangenhain, 1873, Fresko, Neapel, Zoologische Station. *S. 81*
Hans von Marées, Pergola, 1873, Fresko, Neapel, Zoologische Station. *S. 82*
Adolph Menzel, Piazza d'Erbe, der Markt von Verona, 1882–1884, Öl/Lwd., Staatliche Kunstsammlungen, Galerie Neue Meister, Dresden. S. 83
George Grosz, Deutschland, ein Wintermärchen, 1918, Öl/Lwd., verschollen. *S. 84*
Jörg Immendorff, Café Deutschland (I), 1978, Acryl/Lwd., Köln, Museum Ludwig. *S. 84*
Werner Tübke, Am Strand von Ostia, I, 1973, Mischtechnik auf Leinwand auf Holz, und Rückseite (Skizze »Arbeiterklase und Intelligenz«) Hamburger Kunsthalle. *S. 86*
Wolfgang Mattheuer, Alter Genosse am Zaun, 1971, Öl auf Hartfaserplatte, Hamburger Kunsthalle. *S. 87*

Die gute und die schlechte Kirche (VI)

Albrecht Dürer/Klaus Staeck, Sozialfall 1971, Plakat. *S. 88*
Albrecht Dürer, Zehn Profilköpfe, um 1513, Zeichnung, Berlin, Preußischer Kulturbesitz, Kupferstichkabinett. *S. 90*
Philipp Otto Runge, Der kleine Morgen, 1808, Öl/Lwd., Hamburger Kunsthalle. *S. 91*
Daniel Chodowiecki, Aufklärung, 1791, ein Blatt aus der Kupferstichfolge »Sechs grosse Begebenheiten des vorletzten Deceniums«. *S. 92*
Adolph Menzel, Gedenkblatt für Heckmann, 1869, Gouache, Berlin, Preußischer Kulturbesitz, Kupferstichkabinett. *S. 93*
Adolph Menzel, Besuch im Eisenwalzwerk, 1900, Aquarell und Gouache, Berlin, Preußischer Kulturbesitz, Kupferstichkabinett. *S. 94*

Max Klinger, Märztage II, aus Dramen, op. IX, 1883, Radierung, Blatt 9. *S. 94*
Max Klinger, Titanen, 1894, Radierung aus Brahmsphantasie. *S. 95*
Ernst Barlach, Bethlehem Steel Company, 1915, Lithografie. *S. 95*
Max Beckmann, Martyrium, 1919, Lithografie aus dem Zyklus »Die Hölle«. *S. 96*
George Grosz, Christus mit der Gasmaske, 1927, Kreidezeichnung, Stiftung Archiv der Akademie der Künste. *S. 96*
Otto Dix, Besuch bei Madame Germaine in Méricourt, 1924, Radierung aus: Der Krieg, 4. Mappe, Bl. X. *S. 96*
Käthe Kollwitz, Gedenkblatt für Karl Liebknecht, 1920, Holzschnitt. *S. 97*
Anselm Kiefer, Bilderstreit, 1977, Öl/Lwd., Eindhoven, Stedelijk van Abbe Museum. *S. 98*
Albrecht Dürer, Selbstbildnis als Kranker, 1512/13, Zeichnung, Bremen, Kunsthalle. *S. 98*
Albrecht Dürer, Bauernsäule, 1525, Holzschnitt. *S. 99*
Katharina Sieverding, Deutschland wird deutscher, 1992, Farbfotografie, Acryl, Stahl, Bonn, Bonner Kunstverein. *S. 99*
Joseph Beuys, Zeige deine Wunde, Rauminstallation mit Doppelobjekten, 1974/75, München, Städt. Galerie im Lenbachhaus. *S. 99*

Personenregister

Abbildungsnachweis

Archiv für Kunst und Geschichte, Berlin: Schutzumschlag unten, S. 81, 84 unten, 75 unten, 76, 83;
Ernst und Hans Barlach Lizensverwaltung GbR, Ratzeburg: S. 95;
Bayerische Staatsgemäldesammlung, München: S. 74;
BPK, Berlin: S. 26, 28, 94 oben, 44, 77 unten, 54, 96 Mitte;
Deutsche Bücherei, Leipzig: S. 11, 12 rechts, 13, 16;
Jürgen Karpinski, Dresden: Schutzumschlag oben, S. 32 oben;
MMK/Axel Schneider: S. 66;
Museum Folkwang Essen: S. 79;
Sächsische Landesbibliothek/Staats- und Universitätsbibliothek Dresden, Dezernat Deutsche Fotothek, Dresden: S. 22 (Görner), 31 (R. Richter), 17 oben (Rabich), 44 unten, 58, 84 oben, 77 oben;
Edition Schellmann, München: S. 99 unten;
Photoarchiv C. Raman Schlemmer, I-28824 Oggebbio: S. 8;
Staatsgalerie Stuttgart: S. 60;
Klaus Staeck, Heidelberg: S. 88;
Nic Tenwiggenhorn: S. 99 oben;
Elke Walford, Hamburg: S. 17, unten, 20, 25, 57 unten, 65, 67, 86, 78, 87, 91;
Galerie Michael Werner, Köln: S. 63;
Alle übrigen Vorlagen entstammen den Archiven des E. A. Seemann Verlages, Leipzig, des Henschel Verlages, Berlin, und des Autors.